カラダから出る「カタチのない」もの
「カタチのない」もの
"キャラクター図鑑"

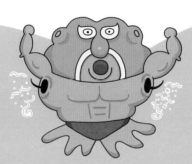

監修：**藤田紘一郎**
（東京医科歯科大学名誉教授）

イラスト：**とげとげ。**

誠文堂
新光社

　みんなは給食前の授業のとちゅう、お腹が「グー」となったことはありませんか？　友だちの口のにおいがくさくて、おもわず鼻をつまんだこと、あるのではないでしょうか。くさいといえば、おならも忘れてはいけません。エレベーターの中で、だれかがおならをすると、「プーン」とすごくにおいますよね。

　音やにおいは、目には見えません。こうした、からだから出る「カタチのない」ものは、ほかにもたくさんあります。

　たとえば、非常じたいになると出る、火事場のばか力は、カタチのない、からだのうごきだといえます。

　声やお腹のグー、せき、げっぷといった音、ワキガやくさい息、おやじ臭といったにおい、火事場のばか力や心臓のドキドキといったうごき……。みんなのからだから出る「カタチのない」ものは、かなり多くあるのです。

　からだから出る「カタチのない」ものの多くは、「キタナイ」「いらない」

などと思われがちです。おやじ臭やおならやワキガを「きれい」とは思いませんよね。

　でも、からだから出る「カタチのない」ものの多くは、みんなにとって、いらないものではありません。生きる上で、大切なものも多くあるのです。

　たとえば、下品といわれるげっぷは、胃の中のガスや空気を取りのぞき、胃が破裂するのをふせいでいるのです。

　この本では、からだから出る「カタチのない」ものを、ユニークなキャラクターにして、紹介しています。ぜひ、自分の好きなキャラクターを見つけ出してください。そうして、たのしみながら「おやじ臭は、なぜ出るのか」「くしゃみは、どうやってできるのか」などをまなんでいきましょう。

　おなら、くしゃみ、げっぷ、貧乏ゆすり……。からだから出る「カタチのない」ものは、偉大な存在です。ユニークなキャラクターにしたしみを感じながら、からだのふしぎをまなんでいきましょう。

この本の読み方

この本では、からだから出る「カタチのない」ものを、ユニークなキャラクターにして紹介しています。そのためたのしみながら、からだのふしぎをまなぶことができます。イラストや図ももりだくさんなので、内容がスッと頭に入ってきます。ぜひ、親子や友だち同士でたのしみましょう！

ゆかいなキャラクター名

キャラクターにあいちゃくがわくような名前をつけました。どうしてその名前がついたのか、みんなで考えてみましょう。

ユニークなキャラクター

からだから出るものを、特徴をとらえながらユニークなキャラクターにしました。お気に入りのキャラクターをさがし出しましょう。

出る場所

からだにはいろいろな出入り口があります。からだから出るものは、どこから出るのでしょうか？ イラストでわかりやすく紹介しました。

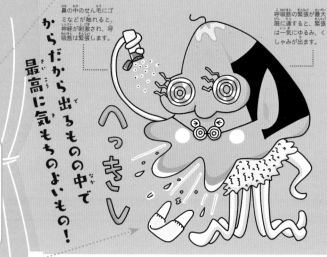

くしゃみジジイ

鼻の中のせん毛にゴミなどが触れると、神経が刺激され、呼吸筋は緊張します。

呼吸筋の緊張が最大限に達すると、緊張は一気にゆるみ、くしゃみが出ます。

からだから出るものの中で最高に気もちのよいもの！

へっきし

出る場所	種類	**音系**	重要度 ★★★★★
	出るとき	**かぜなど**	
	おもな成分	**鼻水**	キタナイ度 ★★★★

50

種類・出るとき・おもな成分

どんな種類で、どんなときに出るのか、そして、どのような成分でできているのかをまとめました。

なぜ 出る の？

「はあああくしょょょん！」。鼻がムズムズすると思ったら、次の瞬間にいきおいよく出る「くしゃみ」。くしゃみは、肺にきれいな酸素をおくるために出ます。

鼻の中には「せん毛」とよばれる細かい毛が生えていて、ここは神経が通っています。

この神経は「呼吸筋（呼吸をおこなう筋肉）」とつながっています。せん毛にゴミなどがふれると、神経が刺激され、呼吸筋は緊張します。その緊張が最大限に達すると、緊張は一気にゆるみ、肺の空気がおもいきりはき出されるのです。これがくしゃみです。

人にうつしたらたいへん！
ちゃんと手でおさえないと！

なにが ふくまれ ているの？

くしゃみのスピードは、時速160〜320キロメートル。新幹線にひっ敵するほどの速さです。くしゃみの水しぶきの正体は、ほぼ水でできている鼻水です。しかし、鼻水には、ゴミや、さらにはかぜやインフルエンザのウイルスがふくまれていることもあります。

くしゃみをすると、9メートル近くは飛ぶ

といわれています。ウイルスをふくんだくしゃみをあびると、かぜがうつってしまう可能性は高くなります。

くしゃみをするときには、鼻と口を手でおさえることは、とても大切なことなのです。

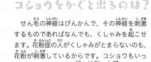

ティッシュを細くまるめて、鼻につっ込むと、せん毛の神経が刺激されて、くしゃみが出ます。

コショウをかぐと出るのは？

せん毛の神経はびんかんで、その神経を刺激するものであればなんでも、くしゃみを起こせます。花粉症の人がくしゃみがとまらないのも、花粉が刺激しているからです。コショウもいっしょです。コショウの粉が神経を刺激するため、くしゃみをするのです。

むかし、
日本人はくしゃみを
すると早死にすると
信じていたんだ。
もちろんウソだよ

なぜ出るの？

からだから出るものは、なぜ出るのか、その理由があります。その理由には「え？」とおどろくことも多くあります。ここでていねいに解説しています。

なにがふくまれているの？

からだから出るもののいろいろなふしぎを説明しています。ページによって、ほかのテーマを説明している場合もあります。

もっと教えて！

ページによっては「もっと教えて！」のコーナーがあります。一歩ふみ込んだお話を紹介しています。

イラストももりだくさん

文章だけではなく、イラストも多くつかっており、より理解をふかめることができます。先生や子どものイラストのセリフにも注目です！

重要度・キタナイ度

そのからだから出るものは、からだにとって、どれほど重要な存在なのか、あるいは、どのくらいキタナイものなのかを「星」の数であらわしました。

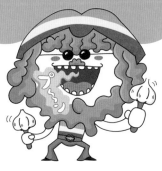

目次

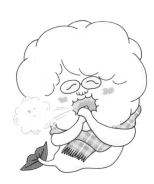
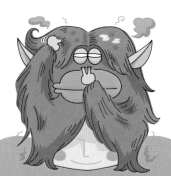

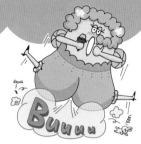
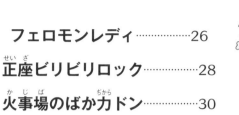

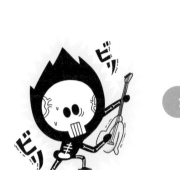
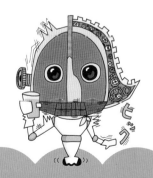

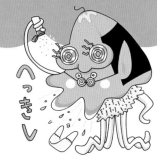

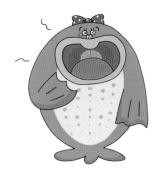

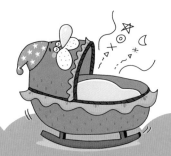

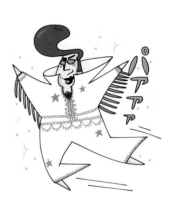

企画（きかく）・編集（へんしゅう）・執筆（しっぴつ）：永峰英太郎（ながみねえいたろう）

ブックデザイン：白畠（しらはた）かおり

DTP：武中祐紀（たけなかゆうき）

からだのつくり

「からだから出るもの」の理解をふかめるには、
からだの中にある、さまざまな内臓のやくわりを知ることが大切です。
ここでまなんでいきましょう。

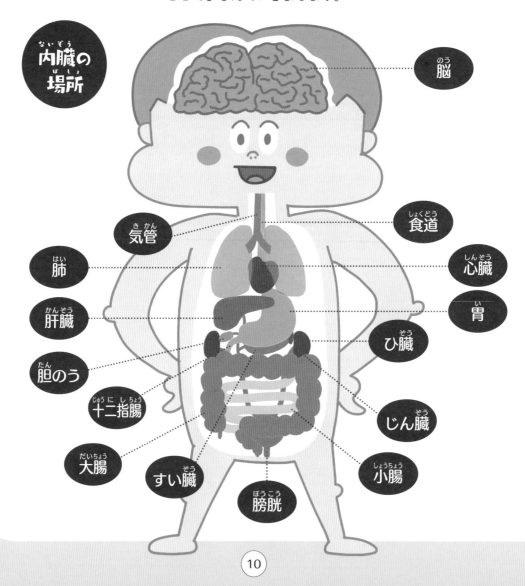

内臓の場所

脳（のう）

気管（きかん）

肺（はい）

肝臓（かんぞう）

胆のう（たん）

十二指腸（じゅうにしちょう）

大腸（だいちょう）

すい臓（ぞう）

膀胱（ぼうこう）

食道（しょくどう）

心臓（しんぞう）

胃（い）

ひ臓（ぞう）

じん臓（ぞう）

小腸（しょうちょう）

脳【のう】：神経系	思考や運動、呼吸など人のからだ全体を支配しています。脳から、からだのいろいろな部分に命令を出します。
食道【しょくどう】：消化器系	食べものの通る道。長さ25センチ、太さ2センチ程度のつつ状の臓器。口から入った食べものを胃までおくります。
気管【きかん】：呼吸器系	喉頭から気管支（肺につながる太い気道）までの部分のこと。肺に空気をおくるやくわりがあります。
肺【はい】：呼吸器系	酸素を体内に取り込んだり、からだの中でいらない二酸化炭素を外に出します。
心臓【しんぞう】：循環器系	人が生きていくためにひつような血液を、からだじゅうにおくり出すためのポンプ。
肝臓【かんぞう】：消化器系	からだにひつようなさまざまな物質をつくり、からだにひつようない有害な物質を体外に出すやくわりもあります。
胃【い】：消化器系	食べものを少しのあいだためて、殺菌や消化しながら、ドロドロにして腸におくり出します。
ひ臓【ひぞう】：免疫系	古くなった血液の成分をこわしたり、病気をやっつける物質をつくりだします。
胆のう【たんのう】：消化器系	肝臓でつくられた胆汁をためておく場所。すい臓、十二指腸などと管でつながっています。
じん臓【じんぞう】：ひ尿器系	血液をろ過して、おしっこをつくり出します。
十二指腸【じゅうにしちょう】：消化器系	胃と小腸をつないでおり、胃からおくられてきた食べものにすい液や胆汁などをまぜて、小腸におくります。
すい臓【すいぞう】：消化器系	食べものを消化するすい液をつくり、十二指腸におくり出すはたらきをしています。
小腸【しょうちょう】：消化器系	胃や十二指腸で消化された食べものをさらに分解し、栄養素を吸収するはたらきをしています。
大腸【だいちょう】：消化器系	大腸は、水分やミネラルを吸収し、うんこをつくります。
膀胱【ぼうこう】：ひ尿器系	じん臓でつくられたおしっこをためて、まんぱいになると外に出します。

ワキガ王

プ〜ンときょうれつににおう わきの下からのバケモノ！

わきの下には、ややネバネバした「アポクリン汗腺」があります。この汗には、たんぱく質やアンモニアなど、においになりやすい物質がふくまれています。

においになりやすい物質が皮ふ表面の常在菌によって分解されると、においが発生します。

出る場所	種類	におい系	重要度

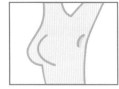

種類	におい系
出るとき	汗をかく
おもな成分	アポクリン汗腺、常在菌

重要度
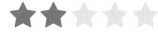

キタナイ度

なぜるの?

皮ふの中には「汗腺」という部分があり、ここで汗はつくられます。汗腺は2種類あります。ひとつは「エクリン汗腺」です。体温調整のための汗で、からだのほぼ全域に分布しており、サラリとしていて、無臭です。

もうひとつは「アポクリン汗腺」です。毛穴にくっつき、わきの下や耳の中などに点在しています。ややネバネバした汗を出します。この汗には、たんぱく質やアンモニアなど、においになりやすい物質がふくまれています。皮ふ表面の常在菌によって、これらの成分が分解されると、においが発生します。

アポクリン汗腺の量は、人によってちがいます。多い人には、アンモニアなどが多く分泌されています。これが分解されると、強いにおいになります。これが「ワキガ」です。

●ワキガのしくみ

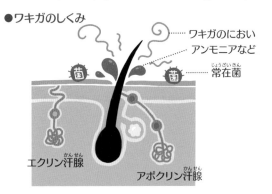

ワキガのにおい
アンモニアなど
常在菌
菌
菌
エクリン汗腺
アポクリン汗腺

どんな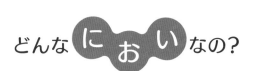なの?

ワキガのにおいは「古いぞうきんのようなにおい」「硫黄のようなにおい」「酢のような鼻にツンとくるにおい」などにたとえられます。想像しただけで、くさそうです。

ワキガをやっつけるには、適度な運動が大切です。そして、クーラーの設定温度はあまり冷やしすぎないといった健康的な生活をおくりましょう。そうすることで適度な汗をかくようになります。

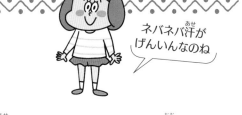

ネバネバ汗がげんいんなのね

汗をとめるスプレーはあまり多くつかわないこと。汗には「体温の上昇をふせぐ」という大切なやくわりがあります。スプレーをつかうと、体温が上がってしまうからです。

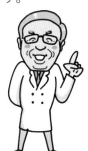

わきの下のにおいは、あまり気にしないことも大切です。ちょっとくらいのにおいは、当たり前だと思おう

くさい息カモーン

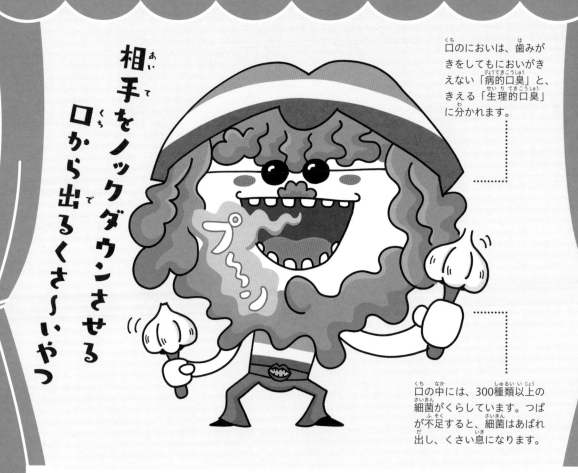

相手をノックダウンさせる口から出るくさ〜いやつ

口のにおいは、歯みがきをしてもにおいがきえない「病的口臭」と、きえる「生理的口臭」に分かれます。

口の中には、300種類以上の細菌がくらしています。つばが不足すると、細菌はあばれ出し、くさい息になります。

出る場所

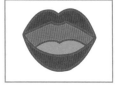

種類　　　におい系

出るとき　ね起きなど

おもな成分　細菌のガス

重要度

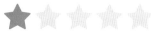

キタナイ度

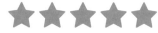

なぜ  の?

口のにおいは「病的口臭」と「生理的口臭」に分かれます。病的口臭は、むし歯や胃や腸の病気がげんいんで起こります。歯をみがいても、においはなくなりません。歯みがきで口臭がきえるものが、生理的口臭です。

生理的口臭が起こるのは、ね起きなど、つばが不足しているときです。口の中には、300種類以上の細菌がくらしています。つばは、これらの細菌をやっつけ、口の中をきれいに保つのです。しかし、つばが不足すると、細菌はあばれだし、ガスを出します。このガスが、口から出るくさい息の正体なのです。

つばは 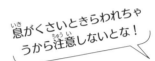 ないの?

息がくさいときらわれちゃうから注意しないとな!

くさい息のげんいんとなる細菌をやっつけてくれる、つば。つばの中にも、口臭を起こす成分は少しふくまれていますが、口臭をおさえる成分のほうが、はるかに多いのです。

つばの成分の90パーセント以上をしめる水分は、においのもとをうすめてくれます。

さらに、血清アルブミンやリゾチームなどの物質が細菌をやっつけてくれるのです。

くさい息が出ないようにするには、つばの量をふやすことが大事です。いちばん手っ取り早いのは「毎食、うめぼし」を食べることです。どんどんつばがふえますよ!

息が「くさったタマゴのにおい」の場合は、胃や腸の病気の可能性があるから、すぐ病院にいくひつようがあるんだ

もっと教えて！

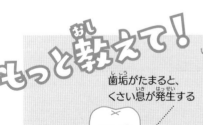
歯垢がたまると、くさい息が発生する

病的口臭は、どうすればいいの?

歯みがきをしないと、歯垢とよばれる細菌のかたまりが歯と歯のあいだにたまっていきます。この歯垢がふえることで、むし歯が進んでいきます。病的口臭のほとんどは、むし歯がげんいんです。歯医者でなおさないと、口臭はもちろん、歯もどんどんわるくなってしまいますよ。

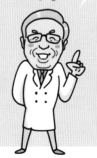

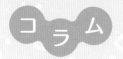 コラム

口臭のなかま

くさい息は、まわりをいやな気もちにさせてしまいます。
くさい息のなかまをチェックしましょう。

起きたときの口臭

ね起きに
ぷーんとただよう！

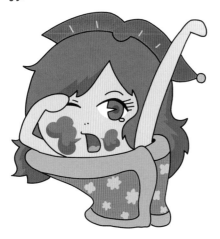

ねているときは、つばが不足し、口の中の細菌があばれ出し、それがくさいにおいになります。

むし歯の口臭

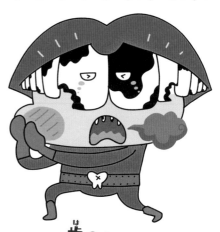

歯のアカがたまると、かなりくさい！

歯みがきをしないと、むし歯になってしまいます。すると痛いだけではなく、口臭もひどくなるのです。

にんにくの口臭（こうしゅう）

においのきつい食（た）べものは
口臭（こうしゅう）がひどくなる！

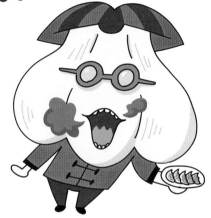

にんにくなど、においのきつい食（た）べものを食（た）べたあとも、口（くち）からはくさいにおいが出（で）てきます。

ベロの口臭（こうしゅう）

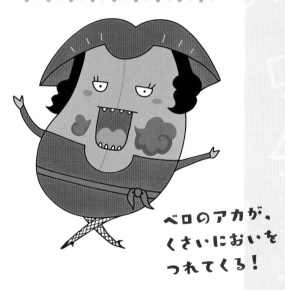

ベロのアカが、
くさいにおいを
つれてくる！

歯（は）みがきのとき、ベロもみがいていますか？　ベロにはアカがたまりやすく、口（くち）がくさくなりがちです。

白い息ンサマ

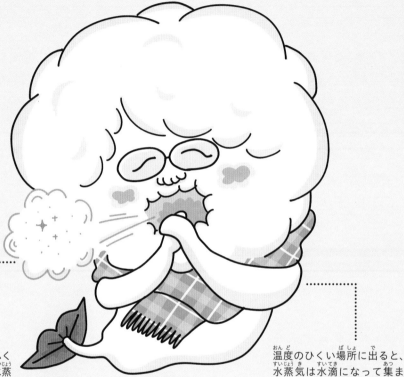

さむい日に、息をはくと
ぽっと広がる白い空気!

息の中には、水分がふくまれており、当初は水蒸気のじょうたいです。

温度のひくい場所に出ると、水蒸気は水滴になって集まり、白く見えます。

出る場所		
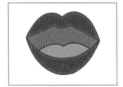	種類	呼吸系
	出るとき	さむいとき
	おもな成分	水

重要度

★☆☆☆☆

キタナイ度

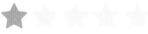

なぜ 出る の?

人が息をするときは、空気中の酸素を取り入れて、そのかわりに二酸化炭素をはき出します。このとき、息には水分もふくまれています。

私たちが目にする「水」は、液体です。しかし、冷やせば氷になり、熱をくわえれば、かたちの見えない水蒸気になったりします。

はく息の中にふくまれる水は、からだの中にいたため、最初は、水蒸気のじょうたいです。温度は体温とおなじ36度くらいです。

このじょうたいのとき、水蒸気は、とても小さな粒になって飛びまわっていますが、温度のひくい場所に出ると、かたちのある水滴になって、空気中の細かなチリやゴミのもとに集まり、どんどん大きくなっていきます。それが白く見えるのです。

●白い息が出るしくみ

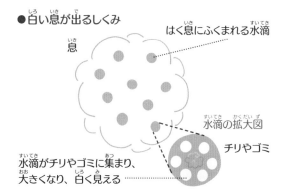

息

はく息にふくまれる水滴

水滴の拡大図

チリやゴミ

水滴がチリやゴミに集まり、大きくなり、白く見える

白い息の正体は、水なのね

「はー」と「ふー」の ちがい って?

手がかじかんだとき、口を大きくあけて、手のひらに「はー」と息をふきかけると、あたたかく感じます。いっぽうで、口をとがらせて「ふー」とふきかける人は、それほどいません。それは「ふー」よりも「はー」のほうが、手のひらがあたたかく感じるからです。「はー」も「ふー」も、おなじ口から出る息なのに、フシギですよね。このナゾは、スピードで考えることで、解きあかせます。扇風機の風は、じっさいの温度よりもすずしく感じるのは強い風がふいているからです。「ふー」は「はー」よりも、スピードが速いのです。だから、つめたく感じるわけです。

外で、強い風がふくと、さむく感じる。これも「ふー」というわけだよ

あたまくっさ

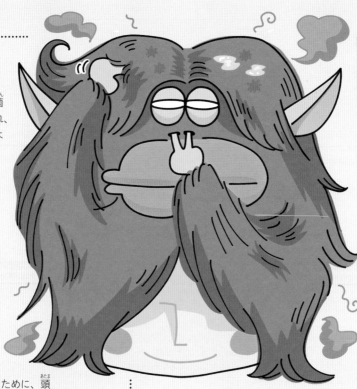

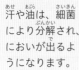

汗や油は、細菌により分解され、においが出るようになります。

熱から脳を守るために、頭からは多くの汗が出ます。

汗や油、かみの毛などのにおいがまざり、悪臭発生！

出る場所		
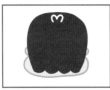	種類	におい系
	出るとき	頭がふけつ
	おもな成分	細菌

重要度

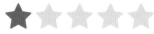

キタナイ度

なぜ 出る の?

　頭は、からだのどの部分よりも多く、汗腺（汗を出すところ）があります。皮ふ1センチメートルの正方形内に220個の汗腺があります。顔は140個。頭はずば抜けて多いことがわかります。なぜ多いのかといえば、脳は熱に弱いため、頭から汗を多く出して、すずしくするひつようがあるからです。

　また、かみの毛が多く生えている頭には、毛穴も多くあります。毛あなの近くには「皮脂腺」があり、ここで「皮脂」とよばれる油がつくられます。

　つまり、頭は汗が多く出て、油も活発に分泌されているのです。そして、汗や油は、皮ふの細菌によって分解されて「皮脂酸」となり、においが出るようになります。これが「頭のにおい」なのです。

●頭のにおいのしくみ

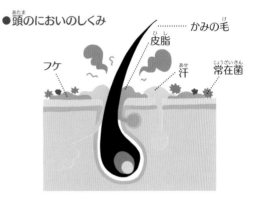

かみの毛
皮脂
汗
常在菌
フケ

ほかにも げんいん があるの?

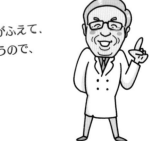

頭は鼻よりも上にあるから、においが確認できないわ

　かみの毛の存在も、頭のにおいのげんいんとなります。髪には、いろいろなにおいがしみ込みやすく、しかも、取れにくい特徴があります。かみの毛は、細い糸状で、その数はなんと10万本！　屋外の排気ガスのにおいなどが、その1本1本にしみ込むのですから、そのにおいは相当なものになります。

　こうした「外からのにおい」は、ふせぎようがないと思うかもしれませんが、そんなことはありません。枝毛など、きずついたかみの毛は、においがしみ込みやすいのです。健康なかみの毛をめざせば、においを寄せ付けないのです！

フケがふえても、細菌がふえて、頭のにおいが出てしまうので、注意しよう

足のにおいぬ

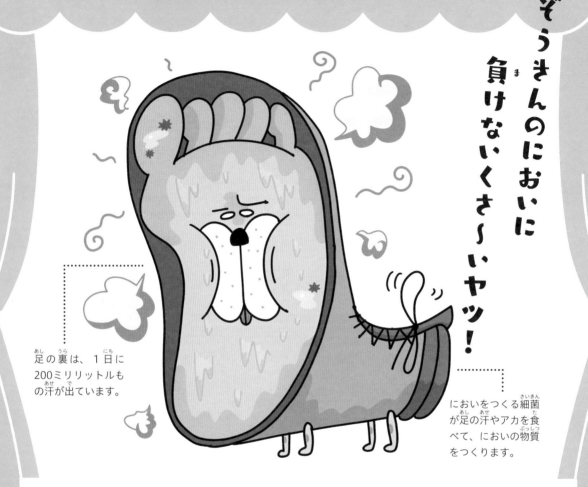

ぞうきんのにおいに負けないくさ〜いヤッ!

足の裏は、1日に200ミリリットルもの汗が出ています。

においをつくる細菌が足の汗やアカを食べて、においの物質をつくります。

出る場所 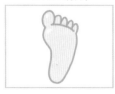	種類	におい系
	出るとき	足が汚れたとき
	おもな成分	細菌

重要度
★

キタナイ度
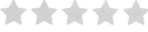★★★★★

なぜ 出る の?

　くつをぬぐと、プ～ンと鼻をつく、くさ～いにおいがただようことがあります。

　足のにおいは、「納豆」「くさったチーズ」「ぞうきん」などにたとえられます。なぜ、足はくさくなるのでしょうか。

　足の裏には、汗をつくり出すエクリン汗腺が密集しています。1日につき200ミリリットルもの汗が出ているのです。さらに足からはアカも多く出ています。

　くつをはいた足は、温度が32度前後、湿度は90パーセントにものぼり、細菌がふえやすい環境です。これらの細菌の中には、く

さにおいをつくるものも多くいて、汗やアカをよろこんで食べます。このとき「イソ吉草酸」という液体の物質が発生します。これこそが、足のにおいの犯人なのです。

●足のにおいのしくみ

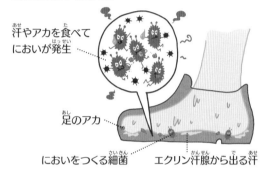

汗やアカを食べてにおいが発生

足のアカ

においをつくる細菌　　エクリン汗腺から出る汗

出なく なる方法は?

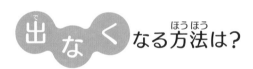

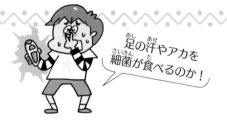

足の汗やアカを細菌が食べるのか！

　足からくさいにおいを出さなくするには、細菌の大好物である「汗」をおさえることが、大切になります。まず、くつは空気を通す素材をえらびましょう。

　それとおなじくつをはきつづけるのではなく、ときどき、ちがうくつに替えましょう。汗のしみ込みなどがふせげます。

　あとは、日ごろから足をきれいにしておくことです。おふろに入ったら、足の指と指の

あいだなどもふくめて、ていねいにあらいましょう。かかと付近のアカも落とすこと。

　このくらいのケアをすれば、足のにおいは出にくくなります。

きつすぎるくつは、足が緊張し、汗をふやしてまうので、はかないようにしよう

23

おやじ臭プーン

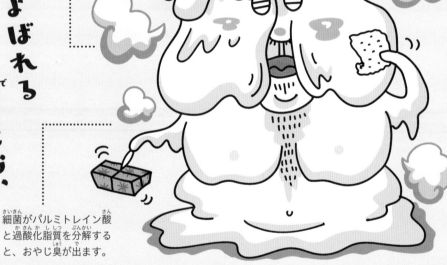

おとうさんのからだから出るにおい

加齢臭ともよばれる

「おとうさん、くさい」といわれるにおいを加齢臭（おやじ臭）といいます。

細菌がパルミトレイン酸と過酸化脂質を分解すると、おやじ臭が出ます。

出る場所	種類	におい系	重要度
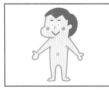	出るとき	加齢によって	
	おもな成分	細菌	キタナイ度 

なぜ 出る の?

「おとうさん、くさい！」

みんなも高校生になるころ、おとうさんに向かって、そういうかもしれません。その「くさい」の理由は、ずばり「加齢臭」にあります。別名は「おやじ臭」です。

人の毛あなの近くには、「皮脂腺」があり、「皮脂」とよばれる油がつくられています。この皮脂に、中高年になると「パルミトレイン酸」とよばれる物質がふえはじめます。

年を取ると、過酸化脂質という物質もふえます。これは中性脂肪などの脂質が酸素とむすびついて変質したさびた油のようなもので

す。パルミトレイン酸が過酸化脂質と皮ふの細菌に分解されると、おやじ臭をもたらす「ノネナール」というにおい物質に変化するのです。

●おやじ臭のできかた

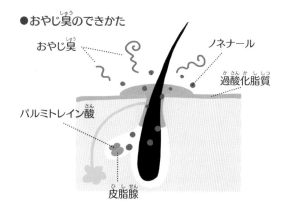

なぜ くさい と感じるの?

おじいちゃんやおばあちゃんの家で、「長年すえおかれた古本」のようなにおいをかいだことはありませんか？　それこそがおやじ臭のにおいです。「ろうそくのロウのにおい」という人もいます。古本やロウのにおいって、そんなにくさいわけではないですよね。祖父母が身近にいてそだつと、加齢臭を「落ちつくにおい」と感じるといわれています。

しかし、おじいちゃんなどとべつにくらし

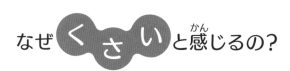

おとうさんのにおい、大好きだけどなぁ！

ていると、年を取った人のにおいを知らないままそだちます。すると、おとうさんが年を取ったとき、とつぜん、加齢臭をかぐことになり、くさいと感じてしまうのです。

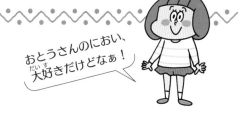

テレビCMで「加齢臭はくさい」などとながれているのも、くさいと思ってしまうよういんなんだ

フェロモンレディ

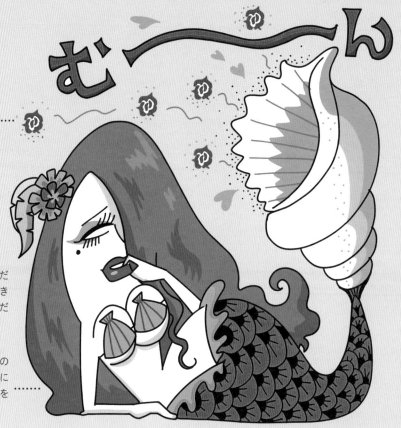

好きな人に近づくと
ただよういい香り！

フェロモンは、からだの中でつくられ、わきの下などから、からだの外に出る物質。

フェロモンは、特定の相手の脳の視床下部にとどいて、ホルモンを活性化させます。

出る場所	種類	におい系	重要度
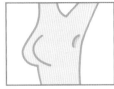	出るとき	恋をしたとき	★★★☆
	おもな成分	フェロモン	キタナイ度 

なぜ 出るの?

　みんなが大人になると、好きな人に近づくと「なんかいい香り!」と感じることがあるかもしれません。これが「フェロモン」です。

　人のからだには、女性には女性ホルモン、男性には男性ホルモンがあります。それぞれ生殖器から分泌され、血液によって、からだのいろいろな場所にはこばれ、さまざまな指示を出します。女の子の胸がふくらむのも、女性ホルモンによるものです。

　フェロモンは、からだの中でつくられ、おもに、わきの下などにある、汗をつくるアポクリン汗腺という部分から、からだの外に出る物質です。フェロモンは、特定の相手の脳の視床下部にとどいて、ホルモンを活性化させ、「なんかいい香り」というよい印象をあたえ、愛情や安心感をいだくようになるのです。

●フェロモンを感じるしくみ

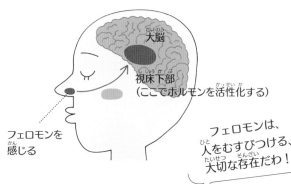

大脳

視床下部
（ここでホルモンを活性化する）

フェロモンを感じる

フェロモンは、人をむすびつける、大切な存在だわ!

なぜ、恋をすると ドキドキ するの?

　恋をすると、男性も女性も、ホルモンの一種である「ドーパミン」という物質が大量に分泌されます。このドーパミンは、快楽物質ともよばれ、心をドキドキさせるはたらきがあるのです。恋をすると、相手をひと目見るために、登下校のとき、とおまわりをしてかえったりして、かつどうがエネルギッシュになりますよね。これもドーパミンのおかげです。

　また女性が恋をすると、エストロゲンという女性ホルモンの分泌量もアップするといわれています。エストロゲンは、肌をきれいにしたり、かみの毛をツヤツヤにする、女性にとっては、かけがえのないホルモンなのです。

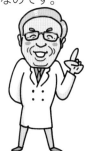

「恋をするときれいになる」ということばがあるけれど、それは本当のことなんだよ

27

正座ビリビリロック

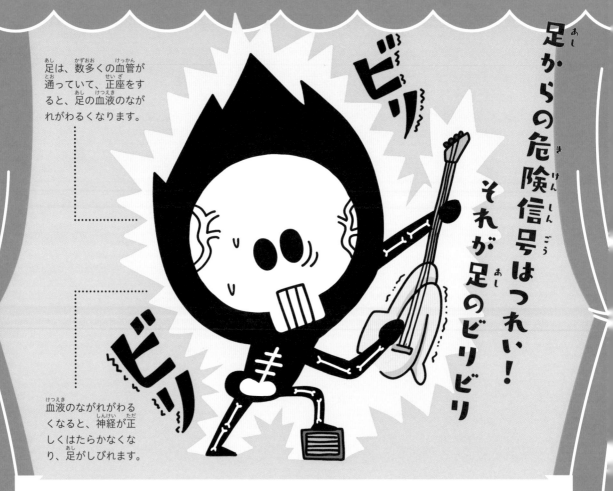

足からの危険信号はつれい！　それが足のビリビリ

足は、数多くの血管が通っていて、正座をすると、足の血液のながれがわるくなります。

血液のながれがわるくなると、神経が正しくはたらかなくなり、足がしびれます。

ビリ

ビリ

出る場所

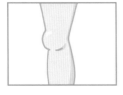

種類	感覚系
出るとき	正座をしたとき
おもな成分	神経、血管

重要度

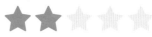
★★☆☆☆

キタナイ度
☆☆☆☆☆

28

なぜ 出るの?

　長いあいだ、床の上に正座をしていると、足がビリビリとしびれることがあります。これが正座の「ビリビリ」です。

　正座とは、両ひざを床にくっつけたじょうたいで、両足をうしろがわに曲げるすわりかたのこと。なぜ、足がしびれてしまうのでしょうか。

　足には、その先端部分まで数多くの血管がはりめぐらされています。正座をすると、自分の足の上にからだをのせるため、からだの重みで、足の血液のながれがわるくなります。

　いっぽう、からだの中には、痛さなどを感じる感覚神経と脳の命令を筋肉につたえてう

ごかす運動神経があります。血液のながれがわるくなると、神経が正しくはたらかなくなり、「キケンなじょうたいだ!」という知らせをおくります。その知らせが足のしびれです。

●足がビリビリする理由

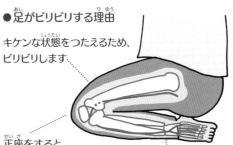

キケンな状態をつたえるため、ビリビリします

正座をすると、からだの重みで、足の血液のながれがわるくなります

足には、その先端部分まで数多くの血管がはりめぐらされています

正座ビリビリは、危険を知らせるサインなんだ!

ビリビリは なくせるの?

　私たちは、イスにすわることが多いため、正座にはなれていません。いっぽう、お年寄りで、和室でくらしている人は、正座をしても「ビリビリ」としびれないことも多いのです。これは、いつも正座をする中で、血管が強くなり、血液のながれはわるくならないからです。

　しかしながら、みんなはふだんの生活で正座をすることは少なく、日々のトレーニング

はむずかしいものです。しびれないためのコツは、血液のながれをよくするために、背筋をのばして、おしりをもち上げるようなカタチで正座をすることです。

足の親指を上下にうごかしたり、親指の上下を入れ替えたりすると、しびれにくくなるよ

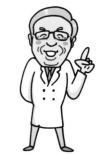

火事場のばか力ドン

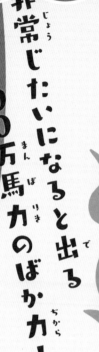

非常じたいになると出る
100万馬力のばか力！

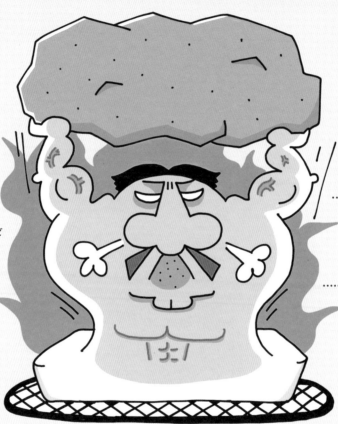

からだをうごかす
筋肉は、ふだんの
生活では、3分の
1程度の力しかつ
かっていません。

非常じたいになる
と、アドレナリン
が出て、ふだんよ
りも強い力が出る
ようになります。

出る場所	種類	うごき系	重要度
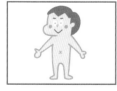	出るとき	非常じたい	★☆☆☆☆
	おもな成分	アドレナリン	キタナイ度 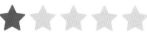 ☆☆☆☆☆

なぜ出るの?

　みんなは「火事場のばか力」ということばを聞いたことはありませんか？　「火事のときには、自分にあるとは思えないすごい力を出して、重いモノをもちはこぶ」というのが、その意味です。

　まるでマンガの世界みたいですが、じつは、みんなも「火事場のばか力」を出すことができるんです。

　人のからだをうごかす筋肉は、ふだんの生活では、3分の1程度の力しかつかっていません。なぜかといえば、100パーセントの力をつかってしまうと、筋肉をいためてしまう危険性があるからです。

　しかし、火事のときなど、非常じたいになると、じん臓の上にある「副じん」からアドレナリンというホルモン物質が出ます。この物質が血液を通って、全身にはこばれ、ふだんよりも強い力が出るようになるのです。

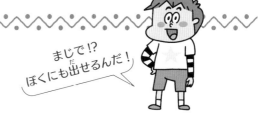

まじで!?
ぼくにも出せるんだ！

出す方法はあるの?

　オリンピック大会などで、重量上げの選手が「オリャー」などとさけびながら競技をするのを見たことがあると思います。この行為は、大きな声を出すと、アドレナリンが出て、筋肉の力がふだんよりも出るからなのです。これを「シャウト効果」といいます。

　みんなは重いモノをもつとき「よいしょ」と声を出したことはありませんか？　これもシャウト効果です。このとき「火事場のばか力」が出ているかもしれないのです。

　ただし、「火事場のばか力」が出ているときは、痛みを感じにくく、あとになってケガなどに気づくこともあるので、出しすぎには注意をしましょう。

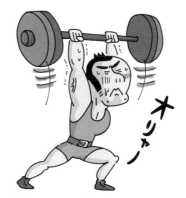

重量上げの選手が、さけび声を上げながら、競技をするのも「火事場のばか力」を出すためです。

31

おならコッキーナ

人前でならすと、チョーはずかしい音！

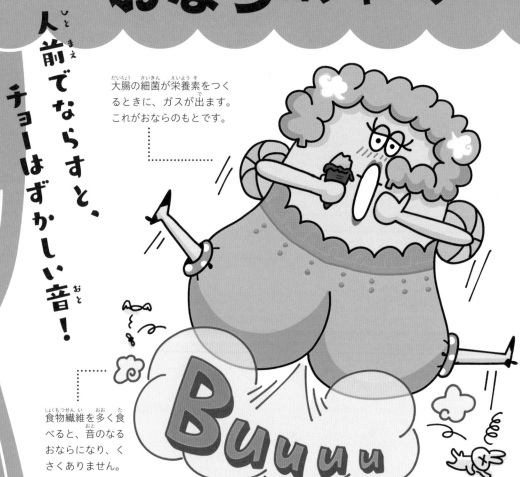

大腸の細菌が栄養素をつくるときに、ガスが出ます。これがおならのもとです。

食物繊維を多く食べると、音のなるおならになり、くさくありません。

出る場所	種類	におい、音系	重要度
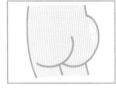	出るとき	食べたとき	★★★★★
	おもな成分	ちっ素、炭酸ガス	キタナイ度 ★★★★★

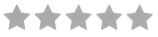
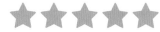

なぜ 出るの?

からだから出る「カタチのないもの」で、かなり知名度の高いのが「おなら」です。

ある研究では、人は1日に約14回のおならをするとか。みんなも毎日、おならをしていますよね。「してません!」といった人は、自分の胸に手をあてて正直者になりましょう。

ごはんを食べると、胃や小腸などを通って、大腸に入ります。この時点で、まだいくつかの食べものは分解されずに残っています。これを腸内にたくさんいる細菌が食べて、みんなのからだの栄養分をつくります。このとき細菌は、多くのガスもつくり出しています。

このガスが腸にたまり、さらに食べものといっしょに入り込んだ空気とまざり、その量が多くなると、耐えきれなくなり、おしりの穴から放出されます。これが、おならです。

●おならが出るしくみ

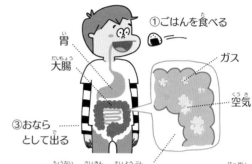

①ごはんを食べる
胃
大腸
ガス
空気
③おならとして出る
②腸内の細菌が栄養分をつくるときガスが発生

どうして くさい

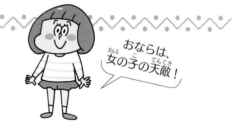

おならは、女の子の天敵!

じつは「おなら=くさいもの」ではありません。おならの成分は、ちっ素、炭酸ガス、水素などで、どれもにおいはありません。野菜や豆などの食物繊維の多い食べものを多く食べていると、こうした成分のおならが盛大に出ます。出すときは「ブー!」と大きな音がなりやすいのですが、においはありません。

いっぽう、お肉やハム、たまごなど動物がもととなった食べものを多く食べると、うん

このにおいのげんいんである、インドール、スカトール、メルカプタンなどがガスに入り込みます。そうすると、音はほとんど出ないかわりに、とてもくさいおならになります。

おならはけっして、からだにわるいものではないぞ。ぜひ豪快に出しちゃいましょう!

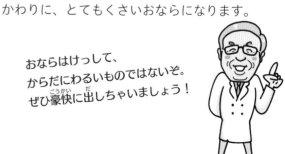

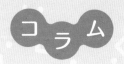

おならのなかま

おならの音って、毎回ちがいますよね。
みんなはどんな音でおならをならしていますか？

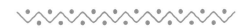

ブオッ

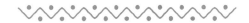

ぷっぷっ

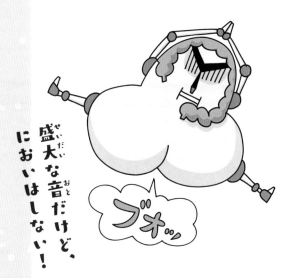

盛大な音だけど、においはしない！

野菜などの食物繊維の多い食べものを多く食べていると、大きな音のおならが出ます。においはあまりしません。

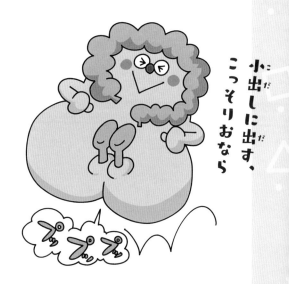

小出しに出す、こっそりおなら

ひと前でおならをしたくなると、たいへんです。そんなときは、小出しにして出す人も多くいます。

スゥー

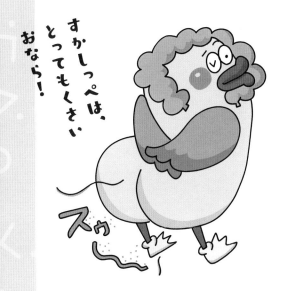

すかしっぺは、とってもくさいおなら！

野菜ではなく、動物がもととなった食べものを多く食べると、音が出ないおならになります。でも、においはすごいです！

プスッ

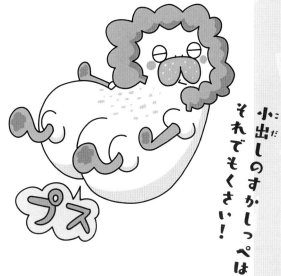

小出しのすかしっぺは、それでもくさい！

音の出ないおならを小出しにすると、だれも気付かないと思うかもしれません。しかし、においはかくせません！

ドキドキこころん

心臓から血液がおくり出されるうごき！

緊張をのりこえようと、

緊張すると、自律神経のうち「交感神経」が活発化します。

「副じん」が刺激され、アドレナリンが出て、心臓がドキドキします。

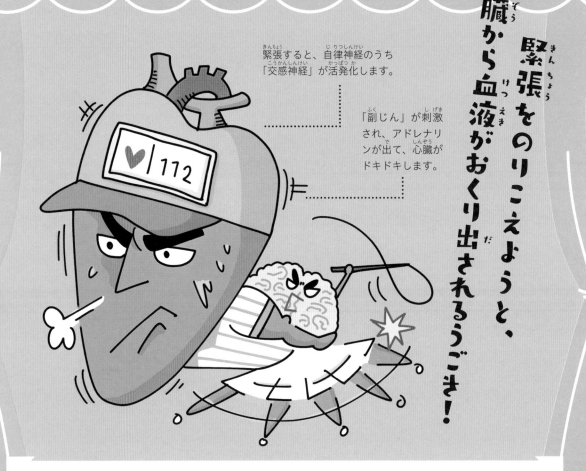

出る場所	種類	うごき系	重要度
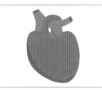	出るとき	緊張時	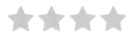
	おもな成分	アドレナリン	キタナイ度

なぜ 出る の?

　学校の発表会などで、心臓がドキドキしてしまうことがあります。

　人のからだには、内臓のかつどうや汗の量など、からだのしくみを調整する「自律神経」がはりめぐらされています。この自律神経は、からだを活発にうごかす「交感神経」と、からだを休ませる「副交感神経」に分かれます。緊張すると、このじたいをのりこえようと、交感神経がはたらき出します。

　じん臓の上にある「副じん」という場所が刺激され、アドレナリンというホルモンの一種である物質が出されます。すると心臓は、からだのうごきを活発にするため、酸素と栄養素をふくんだ血液をからだじゅうにおくり出します。このうごきによって、心臓が「ドキドキ」するのです。

●ドキドキのしくみ

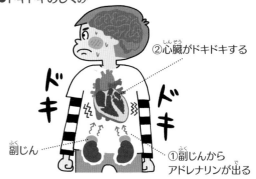

②心臓がドキドキする

副じん

①副じんからアドレナリンが出る

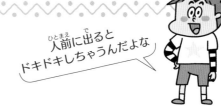

人前に出るとドキドキしちゃうんだよな

からだの 神 経 ってなに?

　からだには「神経」が通っています。神経のやくわりは、脳から出る命令を、臓器や筋肉におくったり、全身から出る命令を、ぎゃくに脳におくったりすることです。

　神経は、脳とせき髄にある「中枢神経」と、中枢神経から細かく分かれ、全身にはりめぐらされている「末しょう神経」があります。

　末しょう神経も、ふたつのタイプに分類できます。ひとつが「体性神経」で、筋肉に命令を出す「運動神経」と、感覚をつたえる「感覚神経」からなります。

　もうひとつが、心臓のドキドキのげんいんでもある「交感神経」と「副交感神経」からなる「自律神経」です。自律神経は、人の心の影響を受けやすく、だからこそ、緊張すると心臓が活発になり、ドキドキするのです。ちなみに、ねむくなるのは、休もうとする「副交感神経」のはたらきのけっかです。

声のうた姫

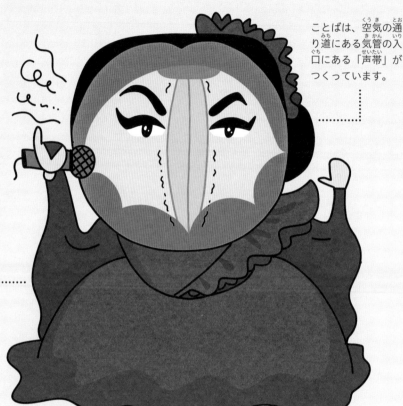

ことばは、空気の通り道にある気管の入口にある「声帯」がつくっています。

ほかの動物にはほぼない からだから出るモノ！

声帯は筋肉のヒダでできていて、このヒダのあいだのすきま（声門）が振動し、声になります。

出る場所

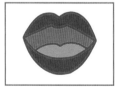

種類	音系	
出るとき	話すとき	
おもな成分	声帯、空気	

重要度

★★★★★

キタナイ度

★★★★★

なぜ 出る の?

　人は、あいさつをするとき「こんにちは」と声に出します。相手のことばも理解します。これらができるのは、人の脳に「言語野」という部分があるからです。

　じっさいに、ことばをつくり出しているのは、のどにある「声帯」です。声帯は、空気の通り道にある気管の入口にあります。声帯は筋肉のヒダでできていて、左右のカベにくっついてます。声帯は、声を出さないときは、ひらいています。声を出そうとすると、ヒダはとじられ、ヒダのあいだのすきま（声門）が振動し、声となるのです。

　キュウカンチョウやオウムは、人のことばをまねしますよね。それは、のどのつくりが似ているからです。でも、その言葉の意味は理解できません。脳に言語野がないからです。

●声帯のしくみ

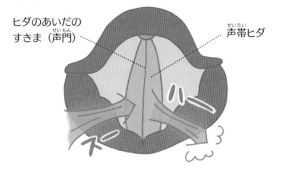

ヒダのあいだのすきま（声門）

声帯ヒダ

スー

声が出るしくみって、けっこうすごいんだね！

なぜ人によって声は ちがう の?

　みんなの声と友だちの声はちがいます。人の声は、のどにある「声帯」でつくられますが、ほかの部分も重要なやくわりをはたします。声門が振動すると、その音は口や鼻を通って、声になります。たとえば、鼻の骨には「鼻腔」、口には「口腔」という空間があり、音はここでひびいて、声はかたちづくられていきます。さらに、くちびるのつくりや、口のあけかたなども、声をつくる大切なようそ

になります。

　こうした鼻や口、くちびるは、人によってちがいます。口のあけかたにも、個性があります。それゆえ、私たちの声は、人によって、まったくちがうわけです。

みんなの顔は、それぞれだから、声もそれぞれちがうというわけなんだよ

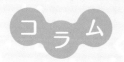

声のなかま

私たちの声は、しぶい声など、いろいろな種類があります。
ここで4つ紹介します。

高い声

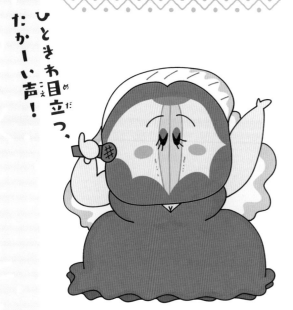

ひときわ目立つ、たかーい声！

学校で、高い声の友だちはいますか？
授業中は声がひびくので、けっこう
目立ちますよね。

ハスキー声

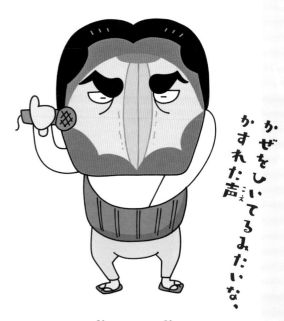

かぜをひいてるみたいな、かすれた声、

しゃがれた声やかすれた声を、ハス
キー声といいます。演歌歌手などに
多い声です。

しぶい声

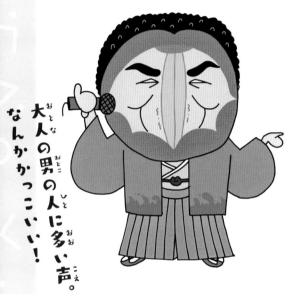

大人の男の人に多い声。なんかかっこいい！

落ちついたしぶい声で話す人がいます。とくに、大人の男の人がしぶい声だと、なんだかかっこいいですよね。

かなきり声

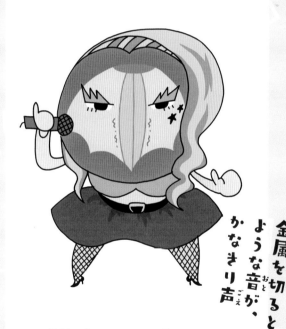

金属を切るときのような音が、かなきり声

金属を切るときに出る音のように、高く発声するのが、かなきり声です。女性に多い声です。

げっぷ坊主

親からおぎょうぎがわるいってしかられる音！

このままでは破裂するので、胃は、げっぷとして、ガスと空気を口から出します。

空気や胃の中のガスがふえると、その圧力で胃はぱんぱんにふくらみます。

ゲプ〜

出る場所	種類	音系	重要度 ★★★★
	出るとき	食べたとき	
	おもな成分	空気、ガス	キタナイ度 ★★★★★

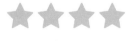

なぜ 出る の?

　ごはんを食べていると、ときどき「ゲフーッ」と、げっぷが出てしまうことがあります。けっこう気もちいいですよね。でも、親からは「おぎょうぎがわるいでしょ!」と、しかられてしまいます。

　げっぷは、のどまでつづく食道と小腸のあいだにある「胃」から出てきます。

　食べものを口に入れると、まずは胃にたまります。食べものは胃液で消化され、ドロド

ロになりますが、このときガスもつくりだします。また、食事をすると、食べものだけではなく、空気も胃に入り込みます。

　胃の中のガスや空気がふえると、圧力が高まっていき、胃はふうせんのようにぱんぱんにふくらみます。このままでは破裂してしまいます。

　そこで胃は、ガスと空気を口から出そうとするのです。これがげっぷの正体です。

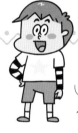

炭酸ジュースには、空気が多いから、げっぷが出やすいんだな

げっぷは 出して はダメなの?

　日本では、人前でげっぷをするのは、マナー違反とされています。しかし、げっぷをすることが、料理をつくった人へのほめことばのように考えられている国もあります。中国です。

　日本でも、どんどんげっぷを出してもいい人がいます。それは赤ちゃんです。胃が発達していない赤ちゃんは、げっぷができません。ミルクを飲ませたら、背中をさすったりして、げっぷをさせてあげることが大事なのです。

　動物の中で、げっぷをいちばんするのは、ウシです。ウシ1頭の1日のげっぷは、家の大型冷蔵庫2台ぶん。ウシのげっぷには、地

球温暖化のげんいんであるメタンという物質が多くふくまれていて、いま大きな問題になっています。

●ウシのげっぷについて
ウシのげっぷは、わるい成分が多く入っています。それがいま、大きな問題になっているのです。

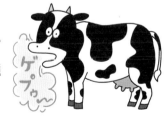

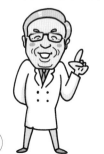

ウシは4つの胃があり、その大きさは合計200リットルにもなるんだ。だからげっぷも豪快なんだ

43

せきごっほマン

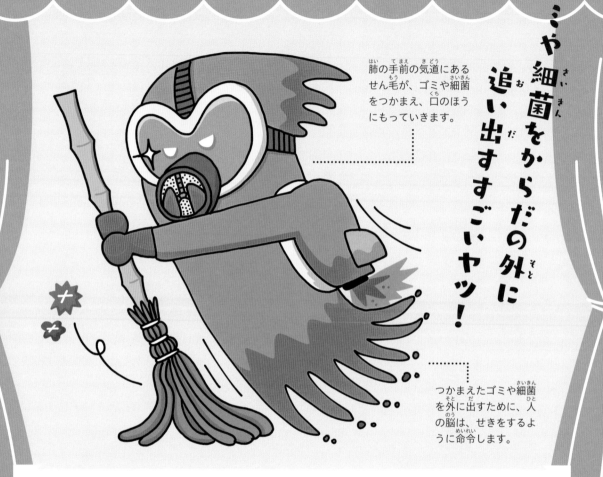

ゴミや細菌をからだの外に追い出すすごいヤツ！

肺の手前の気道にあるせん毛が、ゴミや細菌をつかまえ、口のほうにもっていきます。

つかまえたゴミや細菌を外に出すために、人の脳は、せきをするように命令します。

出る場所			
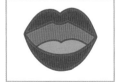	種類	音系	重要度 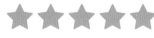
	出るとき	かぜなど	
	おもな成分	ゴミ、細菌	キタナイ度

なぜ 出るの?

人は空気中の酸素をからだに取り入れて生きています。鼻や口で空気をすい込むと、鼻毛や鼻水などで、空気中のゴミや細菌をブロックしますが、中には、肺の手前の気道（気管や気管支）にたどりつくものもいます。

肺には100パーセントキレイなじょうたいで、酸素をとどけるひつようがあります。そのため、気道には、せん毛という細かな毛が生えていて、入ってきたゴミなどをつかまえます。せん毛は、肺とはぎゃくの方向にうごくので、ゴミなどを口のほうに追いやっていきます。

しかし、このままでは、外には出にくいじょ

うたいです。人の脳は、強く息をはいて、ゴミなどを外にふき出す命令をするのです。かぜをひいて、鼻水やたんが気管にながれ込んできたときも、せきで外に追い出します。

●せきのしくみ

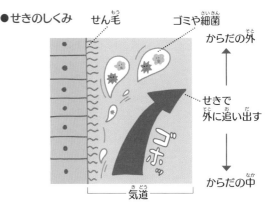

どんな 音がするの?

人がせきをするときの速さは、時速200キロメートルにもなります。

このせきは、いつも音をともなっています。代表的なのは「コンコン」というかわいたせき。たんがからむときは「ゴホンゴホン」というしめった感じのせきになります。このふたつのせきは、ゴミなどを外に出す以外に、かぜ、扁桃炎といった病気のケースもあります。

まれなケースですが「ケンケン」というイ

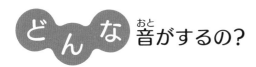

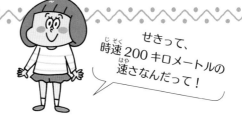

せきって、時速200キロメートルの速さなんだって！

ヌのとおぼえや「アオッアオッ」というオットセイの鳴き声のようなせきが出ることがあります。これは、大きな病気である可能性があるので、すぐに病院にいくひつようがあります。

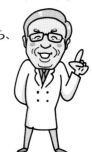

コンコン、ゴホゴホでも長くつづいたら、まよわずに病院で診てもらうひつようがあるんだ

腰のピキックス

とつぜん腰をおそう魔女のいちげき！

重い荷物をもったときに、腰にとつぜん大きな痛みがはしることがあります。これを「ぎっくり腰」といいます。正式名称は「急性腰痛症」です。

腰は、骨やじん帯、筋肉などから構成されており、これらのなにかがきずつくことで、ぎっくり腰になります。

出る場所		種類	うごき系	重要度
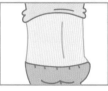		出るとき	重いものをもつときなど	★☆☆☆☆
		おもな成分	不明	キタナイ度

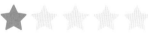

46

なぜ 出る の?

　おとうさんやおかあさんが急に重い荷物をもったときに「痛い!」とさけんで、腰に手をあてたのを目げきしたことはありませんか? このとき、からだの内部では「ピキッ!」という音が聞こえることもあります。これを「ぎっくり腰」といいます。正式名称は「急性腰痛症」です。

　ぎっくり腰になるのは、40〜50歳代が多く、みんなはまだなったことはないでしょう。

その痛みはとてつもなく、その場でうごけなくなることもあります。

　なんの前ぶれもなくとつぜんおそうので、ヨーロッパでは「魔女のいちげき」とよばれています。

　ぎっくり腰は、重い荷物をもちあげたとき以外でも、くしゃみをしたときや、顔をあらおうとしたときなど、ちょっとした動作で、魔女のいちげきをくらうこともあります。

どうして なる の?

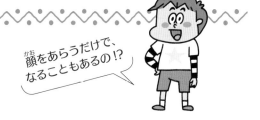

顔をあらうだけで、なることもあるの!?

　大人になると、多くの人が経験するぎっくり腰ですが、なぜなるのか、その痛みはどこからくるかは、はっきりわかってはいません。

　腰は、上半身と下半身をつなぐ大切な部分です。骨やじん帯、筋肉、つい弓、関節、つい間板などから構成されており、これらのなにかがきずついたじょうたいというのが、いまのところわかっていることです。

　ぎっくり腰になったら、運動はひかえて、安静にしてすごすことが大事です。肩こりのときのように、腰をももうとする人もいますが、やってはいけません。痛みがひいてきた

ら、しっぷを貼って、痛みをやわらげていきます。

●腰のしくみ

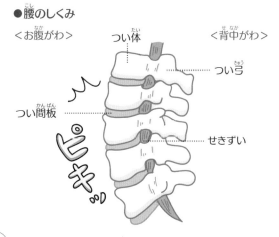

＜お腹がわ＞　　つい体　　　　　　　　　＜背中がわ＞

つい弓

つい間板

せきずい

ピキッ

しゃっくりヒックりん

一度出たら、何回もくりかえす ヒック、ヒック、ヒック……

しゃっくりは、横隔膜という筋肉のカベがけいれんすることで起こっています。

ヒック

なぜ、しゃっくりが出るのか、その理由は正確にはわかっていません。

出る場所	種類	音系	重要度
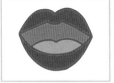	出るとき	不明	★
			キタナイ度
	おもな成分	息	★★★

なぜ 出る の?

　とつぜん、口から出る「ヒック」という音。一度出ると、一回ではとまらず、何回もくりかえされます。「ヒック、ヒック、ヒック……」。これが、しゃっくりです。これは、肺の下にある「横隔膜」という筋肉のカベがけいれんすることで起こっています。

　横隔膜は、呼吸するときにつかわれています。息をすうときは、横隔膜は下にさがり、肺をふくらませます。息をはくときには、横隔膜は上にあがり、肺をちぢめます。横隔膜は、いつも決まったリズムでうごいています。

　しかし、なにかの刺激を受けると、リズムがくるって、けいれんを起こし、しゃっくりを起こすのです。しゃっくりの「ヒッ」は、空気を肺にすい込むときに出ます。「ク」は、のどにある「声帯」がとじる音です。

●しゃっくりのしくみ

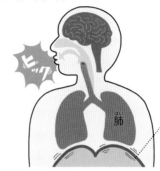

肺

横隔膜がけいれんを起こす

どうしたら とまる の?

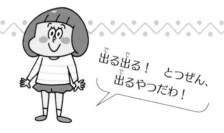

出る出る！　とつぜん、出るやつだわ！

　アメリカのある男性は、28歳のとき、ブタをもち上げようとして、しゃっくりが出はじめました。なんと96歳のときに、とつぜんとまるまでつづきました。しゃっくりの回数は1分で20回。それでもかれは、ふつうに生活し、8人の子どもにめぐまれました。「え！　そんなにつづくの!?」とびっくりさせちゃいましたね。でも、ほとんどの場合、自然にとまるので大丈夫です。しゃっくりをとめるために「びっくりさせる」「ごはんを飲み込む」といった方法を取る人が多いのですが、完全にとまるとはいいきれません。リラックスして、とまるときをまちましょう。

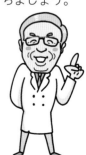

なぜ、しゃっくりが起こるかは、はっきりと理由がわかっているわけではないんだ

くしゃみジジイ

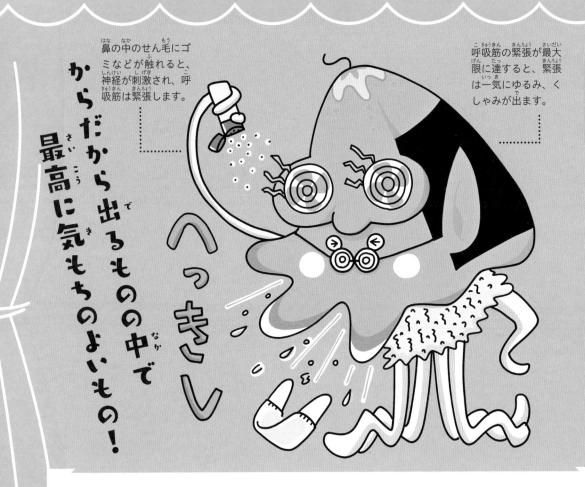

鼻の中のせん毛にゴミなどが触れると、神経が刺激され、呼吸筋は緊張します。

呼吸筋の緊張が最大限に達すると、緊張は一気にゆるみ、くしゃみが出ます。

からだから出るものの中で最高に気もちのよいもの！

へっきし

出る場所	種類	音系	重要度
	出るとき	かぜなど	★★★★★
	おもな成分	鼻水	キタナイ度 ★★★★☆

なぜ 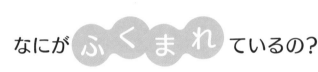 の?

「はあああくしょょょん！」。鼻がムズムズすると思ったら、次の瞬間にいきおいよく出る「くしゃみ」。くしゃみは、肺にきれいな酸素をおくるために出ます。

鼻の中には「せん毛」とよばれる細かい毛が生えていて、ここは神経が通っています。

この神経は「呼吸筋（呼吸をおこなう筋肉）」とつながっています。せん毛にゴミなどがふれると、神経が刺激され、呼吸筋は緊張します。その緊張が最大限に達すると、緊張は一気にゆるみ、肺の空気がおもいきりはき出されるのです。これがくしゃみです。

なにが ふくまれ ているの?

くしゃみのスピードは、時速160〜320キロメートル。新幹線にひっ敵するほどの速さです。くしゃみの水しぶきの正体は、ほぼ水でできている鼻水です。しかし、鼻水には、ゴミや、さらにはかぜやインフルエンザのウイルスがふくまれていることもあります。

くしゃみをすると、9メートル近くは飛ぶ

といわれています。ウイルスをふくんだくしゃみをあびると、かぜがうつってしまう可能性は高くなります。

くしゃみをするときには、鼻と口を手でおさえることは、とても大切なことなのです。

> 人にうつしたらたいへん！ちゃんと手でおさえないと！

もっと教えて！

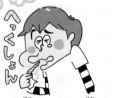

へっくしょん

ティッシュを細くまるめて、鼻につっ込むと、せん毛の神経が刺激されて、くしゃみが出ます。

コショウをかぐと出るのは?

せん毛の神経はびんかんで、その神経を刺激するものであればなんでも、くしゃみを起こせます。花粉症の人がくしゃみがとまらないのも、花粉が刺激しているからです。コショウもいっしょです。コショウの粉が神経を刺激するため、くしゃみをするのです。

> むかし、日本人はくしゃみをすると早死にすると信じていたんだ。もちろんウソだよ

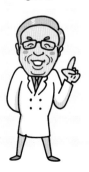

いびきング

夜のしずけさをうちやぶる盛大な「グオー!!」

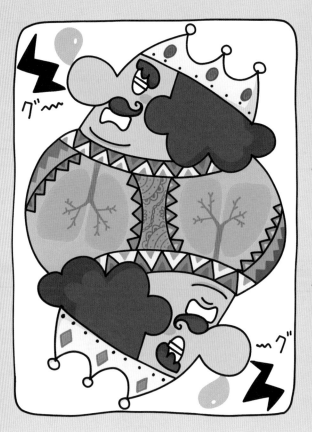

肺への通り道の気道がせまくなることで、空気が気道のカベにふれながら通るようになります。

気道のカベにふれると、摩擦音が生まれ、それが、いびきとなります。

出る場所	種類	音系	重要度
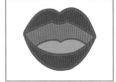	出るとき	ねているとき	★☆☆☆☆
	おもな成分	空気	キタナイ度 ★★☆☆☆

52

なぜ 出 るの?

　夜、親の寝室から「グオーグオー」という音がくりかえし聞こえたことはありませんか？それが「いびき」です。いびきというと、大人の男性から出ると思われがちですが、女性でも、いびきをかく人は多くいます。

　人は、口や鼻の穴から空気をすって、肺に酸素をおくります。その通り道となっているのが、気道（気管や気管支）です。起きているとき、気道は大きく広がっていて、空気の移動はスムーズですが、ねているときは、なんらかのげんいんで、気道がせまくなることがあります。

　そうすると、空気は、あまりにせまいために、気道のカベにふれながら通るようになり、摩擦音が生まれます。これが「いびき」となるのです。

●いびきの出かた

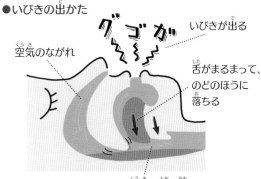

空気のながれ

いびきが出る

舌がまるまって、のどのほうに落ちる

空気の通り道がせまくなる

どんな人 がいびきをかくの?

いびきが出ているかは、自分では判断できないよね

　いびきは、つかれているときに出やすいといわれています。また毎日、いびきをかいている場合は、肥満、あおむけでねているなどによって、気道がせまくなっているのかもしれません。

　また口を大きくあけてねていると、舌がまるまって、のどのほうに落ちて、気道をふさいでしまい、いびきが出ることもあります。

　なお、あまりに気道がせまくなると、数十秒のあいだ、呼吸がとまることがあります。睡眠中、このじょうたいが何回も起こってしまうと、からだにわるい影響をあたえてしまいます。

親がいびきをしていたら、
つかれているのかも。
おてつだいをしてあげましょう！

53

あくびうおうお

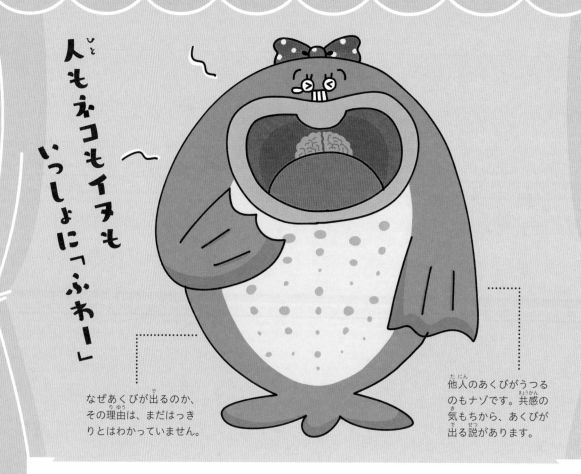

人もネコもイヌもいっしょに「ふわー」

なぜあくびが出るのか、その理由は、まだはっきりとはわかっていません。

他人のあくびがうつるのもナゾです。共感の気もちから、あくびが出る説があります。

出る場所	種類	うごき系	重要度
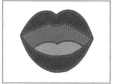	出るとき	不明	★★★☆
	おもな成分	息	キタナイ度

キタナイ度 ★☆☆☆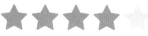

なぜ出るの?

とつぜんのように「ぶわー」と出る「あくび」。なぜ、あくびが出るのか、その理由ははっきりとはわかっていません。いぜんは、つかれていたり、ねむいときは、呼吸のうごきもゆっくりになり、体内の酸素が不足するためあくびをして空気をすい込み、酸素を補給するという説が有力でしたが、いまはその説はちがうといわれています。

新しい説は、脳を冷やしているというもの。あくびによって血のながれをよくして、脳があつくなるのをふせいでいるという説です。みんなはなぜ出ると思いますか?

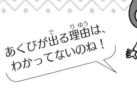
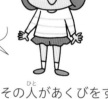
あくびが出る理由は、わかってないのね!

なんでうっるの?

ナゾの多いあくびですが、もうひとつ、他人があくびをすると、なぜ自分もしたくなるのか、というナゾもあります。

このナゾも、いまのところナゾのままですが、最近になって注目されている説があります。それは「共感」です。私たちは、仲のよい人の気もちの影響を受けて、くらしています。あくびもいっしょ。その人があくびをすると、共感の気もちから、自分もあくびが出るのです。

ある調査では、他人に興味がない人は、あくびがうつりにくいというけっかも出ています。今後、さらに研究が進んでいくでしょう。

あくびをすることは、けっしてわるいことではない。授業中もこっそりして大丈夫だよ

もっと教えて!

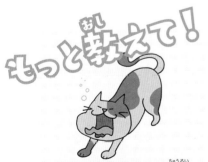

ネコやイヌにかぎらず、は虫類・鳥類・ほ乳類・魚類はすべて、あくびをしています。

動物もあくびをするの?

ネコやイヌは、いつもあくびをしています。動物があくびをする理由も、わかってはいませんが、たとえば、ねているときのネコのあくびは「じゃまするな!」、目をあけたままのあくびは「ストレスがたまっている!」といった理由があるという説もあります。

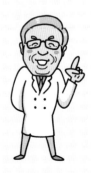

ねごとっつぁん

睡眠中は、口をうごかす筋肉は休んでいるため、「ムニャムニャ」という声になりがちです。

ぐっすりねむっているのに、口から出る「ムニャムニャ」

レム睡眠のときは、ことばを話すときにはたらく「言語野」が、まだかつどうしています。

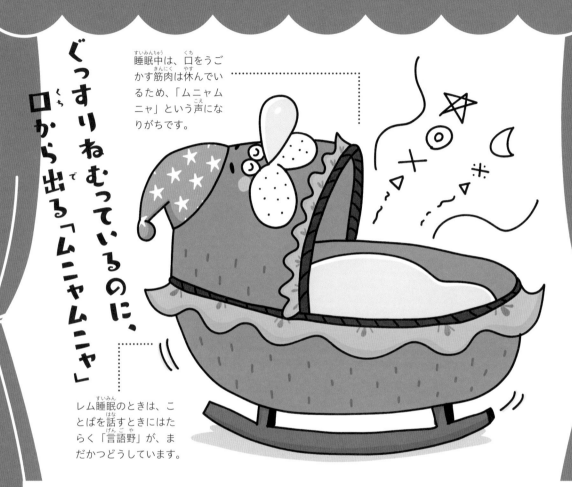

出る場所	種類	声系	重要度
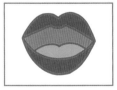	出るとき	睡眠中	★★☆☆☆
	おもな成分	声	キタナイ度 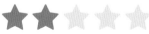

なぜ 出るの?

　朝起きたとき、親から「あんた昨日、へんなねごとをいってたわよ」と、いわれたことが一度はあるのではないでしょうか。でも本人は、まったく身におぼえがないから、「えっ、うそ?」とこたえるしかありません。これが「ねごと」です。

　では、どんなときに、ねごとをいっているのでしょうか。人は睡眠中、レム睡眠（ねむりがあさい。脳はかつどうしている）とノンレム睡眠（ねむりがふかい。脳は休んでいる）をくりかえしています（→87ページ）。ねごとをいうのは、レム睡眠のときと、ノンレム睡眠のあさいときだといわれています。

　このじょうたいのときは、脳の中のことばを話すときにはたらく「言語野」が、まだかつどうしています。そのけっか、ねむっているのにもかかわらず、なにかしらのことばを話しているというわけです。

何を いっているの?

　マンガなどで、ねごとをいっているシーンで「ムニャムニャ」と表現されていることがあります。じつは、この表現はまちがいではありません。

　レム睡眠のとき、人の脳はかつどうしていますが、からだは休んでいます。そのため、口などをうごかす筋肉がはたらいていないため、声もはっきりは出ずに「ムニャムニャ」となってしまうのです。

　ねごとは、子どものころに多く、大人になると回数は少なくなります。しかし、ストレスをかかえていると、大人になっても、ねごとの回数はふえます。親がねごとをいっていたら、お仕事でたいへんなのかもしれません。

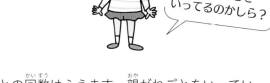

私もねごとをいってるのかしら?

●ねごとの出かた

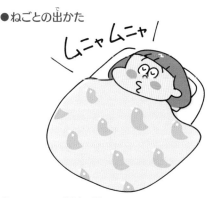

ムニャムニャ

口をうごかす筋肉が休んでいるため、ちゃんとしたことばではなく「ムニャムニャ」となってしまいます。

ためいきはぁ〜

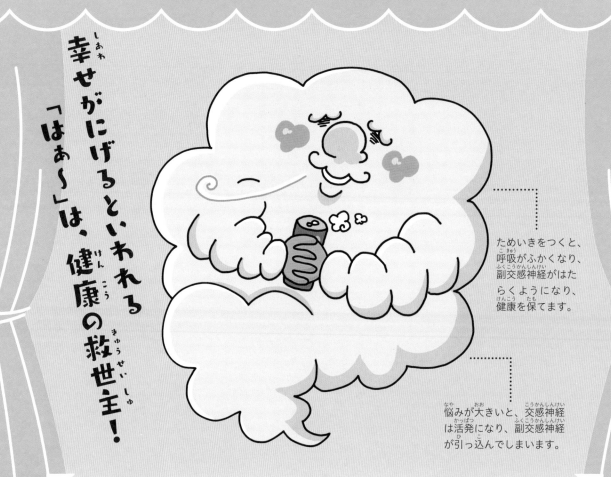

幸せがにげるといわれる「はぁ〜」は、健康の救世主！

ためいきをつくと、呼吸がふかくなり、副交感神経がはたらくようになり、健康を保てます。

悩みが大きいと、交感神経は活発になり、副交感神経が引っ込んでしまいます。

出る場所

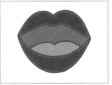

種類	音系
出るとき	疲れなど
おもな成分	息

重要度

★★★★

キタナイ度

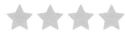

なぜ 出る の?

「ためいきをつくと幸せがにげる」ということばがあります。ためいきは、かなりのきらわれものといえます。でも、ためいきは、からだの健康をととのえる、大切な存在なのです。

　人の全身には、からだのかつどうを調整する「自律神経」が通っています。この神経には、からだを活発にうごかす「交感神経」と、休ませる「副交感神経」があります。

　心配事やなやみが大きいと、呼吸があさくなり、血液中の酸素がたりなくなります。すると、交感神経がはたらき、血管のうごきを速めて、体内に酸素をおくろうとします。

　人は「交感神経」と「副交感神経」がバランスよくはたらくことで、健康を維持しています。しかし、なやみなどが大きいと、交感神経が活発になり、副交感神経は引っ込んでしまうのです。このバランスをととのえるために出るのが、ためいきというわけなのです。

親にしかられると、よく出ちゃうなぁ

なぜバランスが よく なるの?

　ストレスの多い現代社会は、からだを活発にうごかそうと、交感神経がはたらく割合のほうが高くなっています。でも、それでは、からだが休まりません。

　ためいきをつくというのは、からだの中の息を「はぁ～」とはき出すことです。そうすることで、呼吸がふかくなり、交感神経の高まりをおさえることができ、「のんびりしようよ」と、副交感神経がはたらくようになるのです。

　また、呼吸があさくなると、からだには酸素がたりなくなるため、疲労物質がたまってしまいます。ためいきは、このじょうたいを改善するためのものでもあるのです。

●ためいきは健康のもと

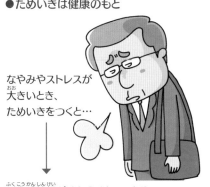

なやみやストレスが大きいとき、ためいきをつくと…

↓

副交感神経がはたらくようになり、からだのバランスがととのいます。

ギシギシ歯ぎしりん

歯をすりあわせると出るふしぎな音！

強いストレス、歯並びのわるい人や、つかれている人などに、歯ぎしりは出やすいといわれています。

ねているあいだに、歯を「ギシギシ」とすりあわせるのが「歯ぎしり」です。

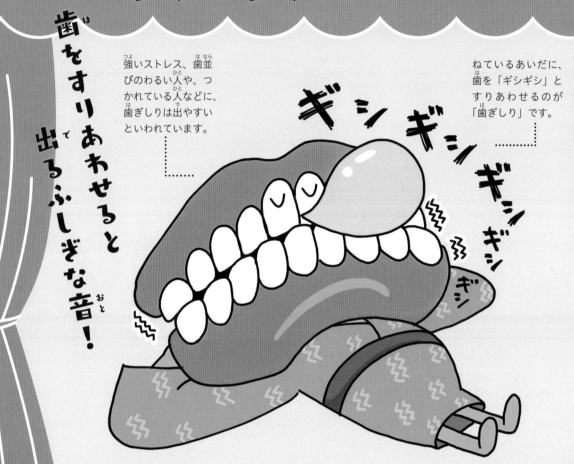

ギシギシギシギシギシ

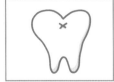

出る場所

種類	音系
出るとき	ねているとき
おもな成分	歯

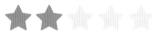

重要度

★★☆☆☆

キタナイ度

☆☆☆☆☆

なぜ 出るの?

ねているあいだに、歯を「ギシギシ」とすりあわせる「歯ぎしり」。

歯ぎしりは、大人から出るものだと思いがちですが、それはまちがいです。子どもは成長とともに、歯やあごの位置が変化するため、どうしてもかみ合わせがわるくなり、歯ぎしりが起こりやすいのです。

いっぽう、大人の歯ぎしりについては、そのげんいんは、はっきりとはわかっていません。強いストレスがある人は、歯ぎしりをする傾向があるといわれています。

そのほか、歯ならびのわるい人やつかれている人、うつぶせでねている人も、歯ぎしりをしがちです。

乳歯が前歯に数本しかない赤ちゃんも歯ぎしりをします。次に生えてくる歯の位置を調整したり、生えたての歯を正しく使用するための訓練を、無意識にしているのです。

いつ 歯ぎしりをしているの?

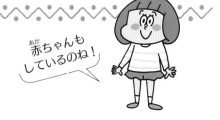

赤ちゃんもしているのね!

歯ぎしりをするタイミングは、ねごとと似ています(→56ページ)。人は、睡眠中、レム睡眠(ねむりがあさい)とノンレム睡眠(ねむりがふかい)をくりかえしていますが、歯ぎしりは、ノンレム睡眠のはじまりのときにしているケースが多いのです。

歯ぎしりは、歯を「ギシギシ」とすりあわせるタイプだけではありません。意識せずに歯を強くかみしめたり、くいしばるのも、歯ぎしりの仲間です。この歯ぎしりは、ねているときだけではなく、起きているときもしていることがあります。音がしないため、あまり気づかれませんが、相当な力が入っているじょうたいといえます。

●歯ぎしりの種類

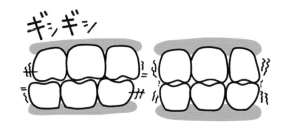

ギシギシ

上と下の歯を「ギシギシ」とすりあわせる歯ぎしり

意識せずに歯を強くかみしめたり、くいしばる歯ぎしり

カクカクカックン

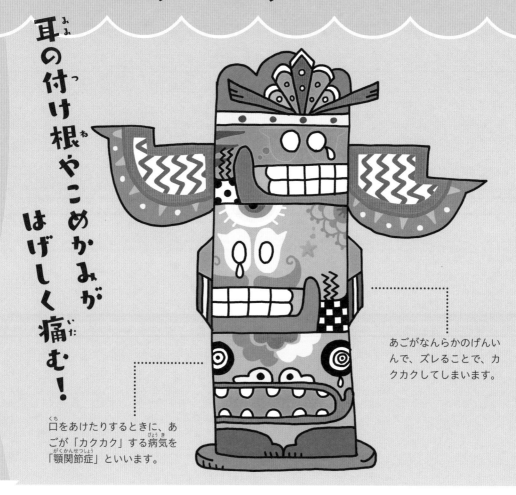

耳の付け根やこめかみが
はげしく痛む！

あごがなんらかのげんいんで、ズレることで、カクカクしてしまいます。

口をあけたりするときに、あごが「カクカク」する病気を「顎関節症」といいます。

出る場所
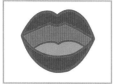

種類　音系

出るとき　あごの病気

おもな成分　骨

重要度
⭐⭐⭐⭐⭐

キタナイ度
⭐⭐⭐⭐⭐

なぜ 出る の?

「からだから出るもの」の「音」の中で、あまり知られていないもの──それが、あごの「カクカク」です。

口をあけたり、とじたりするときに、あごが「カクカク」する病気で、正式な名前を「顎関節症」といいます。

耳のつけ根やこめかみにはげしい痛みがともなう、つらい病気です。

あごの関節は、耳のあなの前方にあります。頭がい骨のくぼみに、下あごの頭がはまるかたちになっていて、そのあいだに、クッションのやくわりをする「関節円板」があります。

ふつうは、関節円板のおかげで、あごはスムーズにうごきますが、なんらかのげんいんでズレてしまうと、あごがカクカクとなるようになるのです。

●カクカクの正体

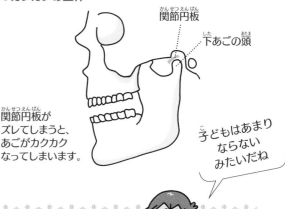

関節円板

下あごの頭

関節円板がズレてしまうと、あごがカクカクなってしまいます。

子どもはあまりならないみたいだね

どうやって なおす の?

あごがなるだけならまだしも、はげしい痛みがともなう、あごの「カクカク」。男女では、女性のほうが圧倒的になりやすく、とくに20〜30代に多い病気です。

この病気は、いくつかのげんいんがかさなりあって、なってしまうといわれています。そのげんいんとは、あごの関節の弱さ、かみあわせの異常、急げきなストレス、性格などです。

あごの「カクカク」をなおすには、歯医者さんでマウスピースをつくってもらい、ねているあいだ装着し、あごの関節をもとにもどしていきます。そのほか、薬をのんだり、あごをうごかす運動でなおす方法もあります。

この病気になると、食事をするのも、痛くてたいへんになってしまうんだ

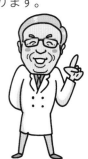

舌打ちベロン

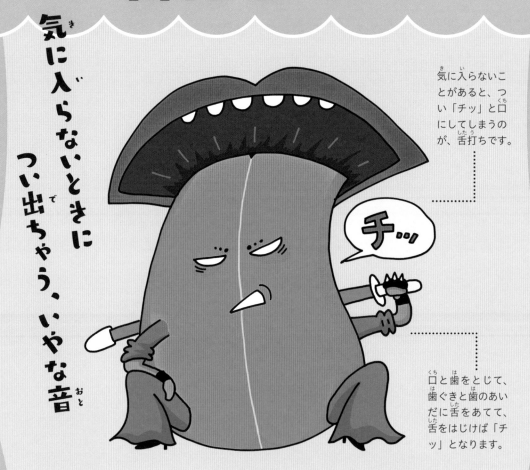

気に入らないときに
つい出ちゃう、いやな音

気に入らないことがあると、つい「チッ」と口にしてしまうのが、舌打ちです。

チッ

口と歯をとじて、歯ぐきと歯のあいだに舌をあてて、舌をはじけば「チッ」となります。

出る場所			重要度
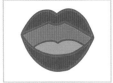	種類	音系	★★★
	出るとき	不快なとき	キタナイ度
	おもな成分	舌	★★★★

なぜ 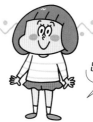 るの?

ちょっと気に入らないことがあると、無意識のうちに「チッ」と舌打ちしてしまった経験は、ありませんか? ぎゃくに、友だちなどから「チッ」とされたことも、あるのではないでしょうか。お互いにいやな気もちになりますよね。

人が舌打ちするときは、ほとんどの場合、不満や怒りがあるときです。みんなも気分がいいときには「チッ」としないですよね。でも、それは日本人だからです。中国や韓国では、感動したり、ほめるときも「チッ」と舌打ちすることがあります。

ほめるときに出す国もあるのね!

どうやって ならすの?

「チッ」のならし方はかんたんです。口と歯をとじて、歯ぐきと歯のあいだに舌をあてて、舌をはじくだけです。人によっては、この動作でストレスが解消される人もいます。ただし、舌打ちされたがわの人はいやな気もちになりますので、注意しないといけません。

少し音を変えると、相手をよい気もちにさせることができます。くちびるをつきだしたじょうたいで、相手を見ながら「チュ」とするのです。キスの音に似ているため、相手はうれしい気もちになります。ただし、相手によってはいやな気もちになるので、注意を!

みんなが大人になることは、もしかしたら舌打ちは「ツッ」があたり前になっているかもしれないんだ

もっと教えて!

みんなは「チッ」と「ツッ」のどっちで舌打ちしているでしょうか

「チッ」ではなく、ほんとは「ツッ」なの?

舌打ちの音は「チッ」ではない説があります。ある大学の教授が、学生に「チ」と「ツ」と発音してもらい、その後、舌打ちをしてもらったところ、その音は「ツ」に近いことが判明したのです。舌打ちであそんでみて、「ツッ」なのか「チッ」なのか、たしかめてみましょう。

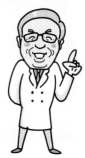

首ポキッおばけ

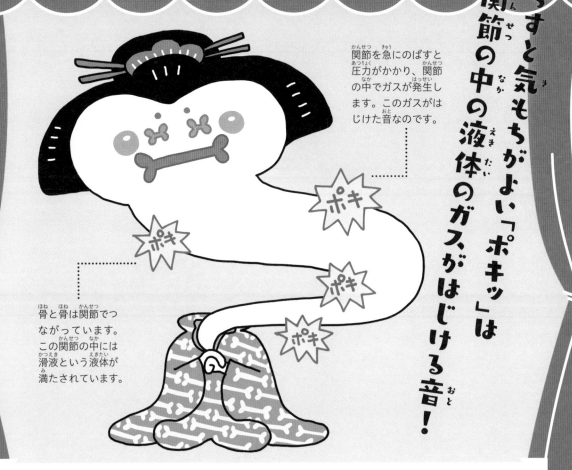

関節を急にのばすと圧力がかかり、関節の中でガスが発生します。このガスがはじけた音なのです。

骨と骨は関節でつながっています。この関節の中には滑液という液体が満たされています。

ならすと気もちがよい「ポキッ」は関節の中の液体のガスがはじける音！

ポキ

ポキ

ポキ

ポキ

出る場所			重要度
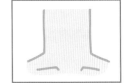	種類	音系	★☆☆☆☆
	出るとき	肩こりなど	キタナイ度
	おもな成分	滑液、骨	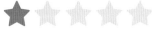

なぜ 出る の?

　首をまわすと、ときどき「ポキッ」と音がなることがあります。あるいは、指をうごかしても、おなじような音がなります。

　この「首ポキッ」や「指ポキッ」といった音をならすことを、正式には「クラッキング」といいます。この音は「骨がなっている」と思うかもしれませんが、ちがいます。

　骨と骨は、関節でつながっています。この関節の中には、滑液という液体が満たされています。この液体によって、関節はスムーズにうごくのです。

　この関節を急にのばしたりすると圧力がか

かり、関節の中でガスが発生します。炭酸ジュースのフタをあけると、泡が出るのといっしょです。このガスがはじけると、その音が骨にひびき「ポキッ」となるのです。

●クラッキングのしくみ

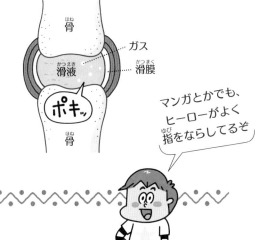

マンガとかでも、ヒーローがよく指をならしてるぞ

ならして いい の?

　首や指を「ポキッ」とならすと気もちがよいものですが、ならしすぎはいけません。関節に強い衝撃がくわわり、関節をきずつけてしまうからです。関節の中でガスがはじけると、なんと1トンもの力がくわわるという説もあります。

　とくに「首ポキッ」は、場合によっては、大きなケガにつながることがあります。首には、手や臓器などにつながるいろいろな神経

や血管が通っています。首ポキッをくりかえしていると、これらにダメージをあたえてしまい、手足のしびれなどが出てくる可能性があるのです。

「ポキッ」のげんいんは、100パーセント解明されているわけではないんだ

ひじジーンだるま

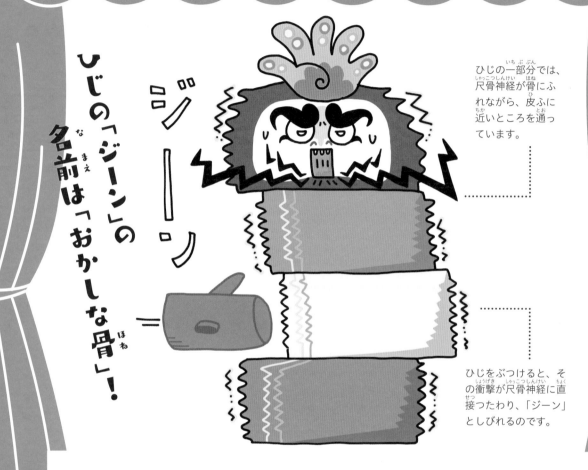

ジーン

ひじの「ジーン」の名前は「おかしな骨」！

ひじの一部分では、尺骨神経が骨にふれながら、皮ふに近いところを通っています。

ひじをぶつけると、その衝撃が尺骨神経に直接つたわり、「ジーン」としびれるのです。

出る場所

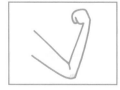

種類	感覚系
出るとき	ひじをぶつけたとき
おもな成分	神経

重要度
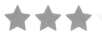★★★☆☆

キタナイ度
☆☆☆☆☆

なぜ 出る の?

おしりや手のひらなどが固いものにあたると、痛みは感じますが、「ジーン」とはしびれません。しかし、ひじをぶつけると「ジーン」としびれます。

人のひじには、ひじから親指がわにつながる「とう骨」と、小指がわにつながる「尺骨」という2本の骨が通っています。このふたつの骨にそって「とう骨神経」「正中神経」「尺骨神経」という3つの神経がのびています。ふつう神経は、からだのふかいところを通っていますが、ひじをおり曲げたときにできる、小さな骨の出っ張り部分（上わん骨）には、

尺骨神経が骨にふれながら、皮ふに近いところを通っています。そのため、ひじをぶつけると、その衝撃が尺骨神経に直接つたわり、「ジーン」としびれるのです。

●ひじの骨と神経の場所

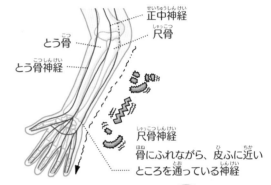

正中神経
とう骨
尺骨
とう骨神経
尺骨神経
骨にふれながら、皮ふに近いところを通っている神経

指 も しびれるのは、なぜ?

ひじをぶつけると、ひじだけではなく、小指と薬指まで「ジーン」としびれます。ちょっと自分でひじをトントンとたたいてみてください。小指や薬指に、その振動がつたわりませんか？

これは尺骨神経が、小指と薬指にまでのびている神経だからです。ぶつけたひじの振動は、尺骨神経によって、ふたつの指にもつたわるというわけです。

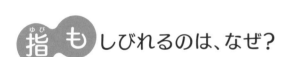

痛いんだよなぁ、ひじの「ジーン」は！

この「ジーン」には、正式な名前があるんです。「ファニーボーン」です。日本語に訳すと「おかしな骨」。「ジーン」となることが、とってもユニークなので、この名前がついたのです。

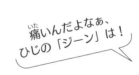

「ジーン」を「クレイジーボーン」──つまり「くるった骨」とよぶ人もいるんだ

耳のゴオーらちゃん

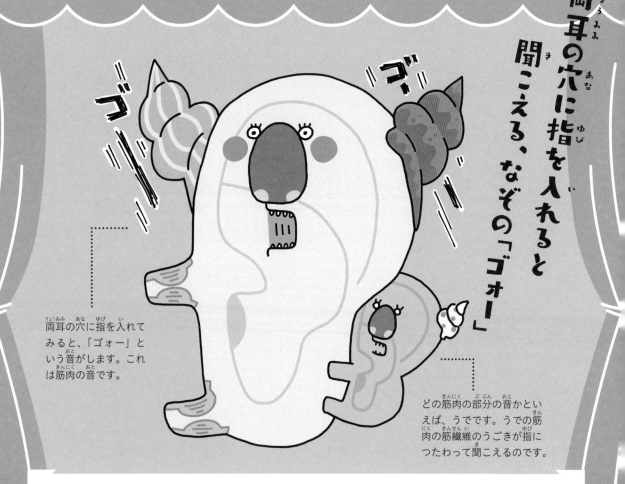

両耳の穴に指を入れると聞こえる、なぞの「ゴォー」

両耳の穴に指を入れてみると、「ゴォー」という音がします。これは筋肉の音です。

どの筋肉の部分の音かといえば、うでです。うでの筋肉の筋繊維のうごきが指につたわって聞こえるのです。

出る場所	種類	音系	重要度
	出るとき	耳に指を入れる	★★★
	おもな成分	うでの筋肉	キタナイ度

70

なぜ 出るの?

両耳の穴に人指し指を入れてみてください。「ゴォー」という音がしますよね。いったいなんの音なのでしょうか。

なにかがながれている音っぽいので「血液の音」と思うかもしれませんが、それはまちがい。じつは「筋肉の音」なのです。

筋肉は、たくさんの「筋繊維」が集まってできています。よく「筋肉がつく」といいますが、これは「筋繊維が強く太くなること」なのです。

人のからだは、筋繊維がかつどうすることで、うごいているわけです。そして筋繊維のうごいている音こそが「ゴォー」なのです。

では、どの筋肉の部分の音なのでしょうか。「指」ではありません。指には筋肉がないからです。こたえは「うで」です。うでの筋繊維のうごきが指からつたわって聞こえるのです。

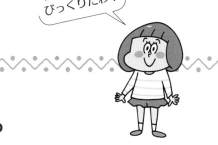

筋肉の音とは、びっくりだわ!

貝がらから音がするのは、なぜ?

海で貝がらを見つけて、耳にあてると「なみの音」がするといわれています。たしかに「ザー」という音が聞こえます。

耳の奥には「蝸牛」というカタツムリに似た小さな器官があり、体液で満たされています（→79ページ）。この体液には、聞いた音を鼓膜から脳につたえるやくわりがあり、つねになみのようにゆれうごいています。その音はとても小さく、自分の耳にはとどきません。

ところが、貝がらで耳をふさぐと、蝸牛の体液の音が貝の中でぶつかり、はねかえることで、大きく反響し、なみの音のように聞こえるのです。

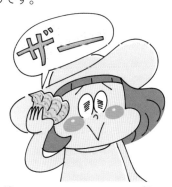

ザー

貝がらを耳にあてたことはありますか？　海にいったとき、ぜひためしてみましょう。

ラッパーお腹グー

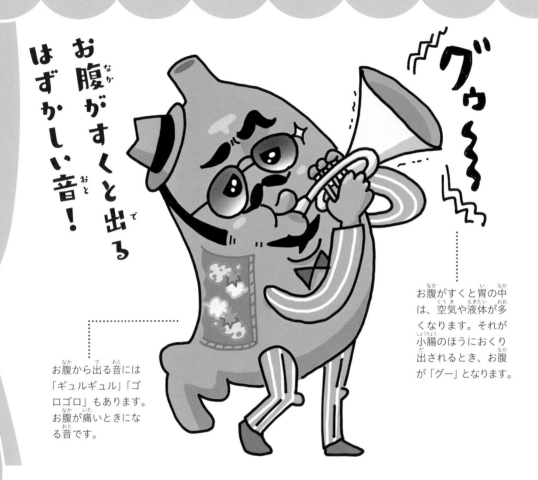

お腹がすくと出る
はずかしい音！

グゥ〜〜

お腹がすくと胃の中は、空気や液体が多くなります。それが小腸のほうにおくり出されるとき、お腹が「グー」となります。

お腹から出る音には「ギュルギュル」「ゴロゴロ」もあります。お腹が痛いときになる音です。

出る場所

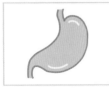

種類	音系
出るとき	空腹時
おもな成分	空気、液体

重要度

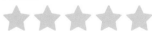

キタナイ度

なぜ出るの?

　給食前の授業のとちゅう、シーンとした教室内で思わずお腹が「グー」となって、はずかしかったこと、誰でもありますよね。お腹がすくと出る、この音の正式な名前は「腹鳴」といいます。つまり「腹がなる」というわけです。では、腹のどこでなっているのでしょうか。こたえは「胃」です。

　胃は休むことなく、ふくらんだりちぢんだりして、食道からはこばれてきた食べものを、ドロドロにとかし、小腸へとおくります。すると胃の中は、食べものといっしょに入り込んだ空気や少しの液体しかなくなります。こ

のじょうたいでも、胃はゆっくりうごいていて、胃の出口である「幽門」から小腸のほうへ、空気をおし出そうとします。このとき「グー」となるのです。

●お腹がなるしくみ

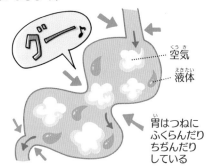

空気

液体

胃はつねにふくらんだりちぢんだりしている

ほかにもちがう音もあるの?

お腹の音って、とめられないんだよなぁ

　お腹の「グー」は、おもに胃でなっていますが、小腸でもなります。胃からつづく小腸の長さは6〜7.メートル。この長い曲がりくねった腸の中を、ドロドロした食べものや空気が通るときになるのです。胃でなるときよりも、音は小さめです。

　お腹から出る音には「ギュルギュル」「ゴロゴロ」もあります。お腹が痛いときになる音で、とくに下痢のときは、栄養素の吸収が

おわった食べものをはやく外に出そうと、腸が活発にうごき、盛大な音が出ます。便秘などで大腸の機能がわるくなっているときは、大腸でなります。

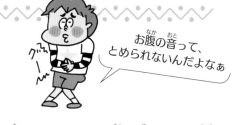

お腹の「グー」は、胃だけではなく、音は小さいけれど、小腸でもなるんだよ

お腹グーのなかま

お腹は毎日のようになっています。
じつは、その音は体調などによって、ちがってきます。

コポコポコポ

タイコをテンポよく
ならしているみたい！

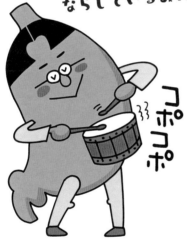

コポコポ

お腹をマッサージすると、なんか「コポコポ」となることがあります。お腹の中で、タイコがなっているみたいです。

小腸のグー

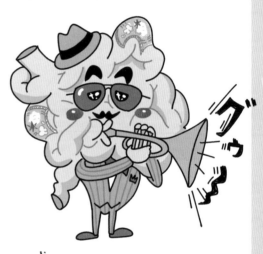

グゥー

胃のグーよりも、音は小さめ！

お腹が「グー」となるのは、胃が多いのですが、じつは小腸でもなっていることがあります。

ギュルギュル

お腹が痛いときになる、苦しい音！

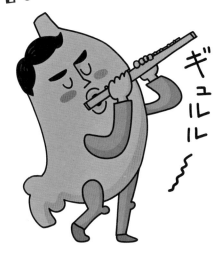

ギュルル

お腹が痛くて、胃や大腸の調子がわるいと、お腹が「ギュルギュル」となります。

チャプチャプ

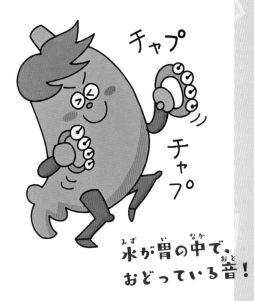

チャプ

チャプ

水が胃の中で、おどっている音！

水分を多く取りすぎると、胃に余分な水分がたまってしまいます。そのとき「チャプチャプ」となります。

気配地蔵

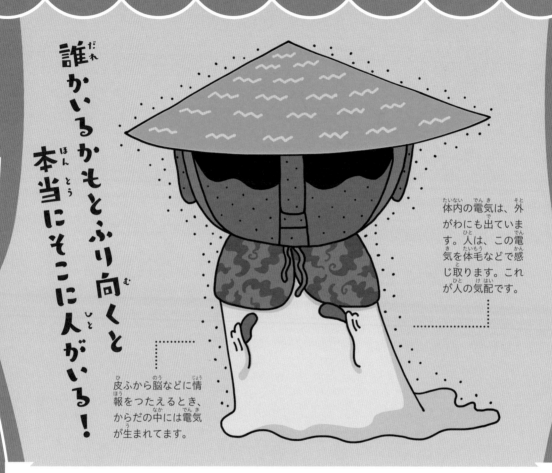

誰かいるかもとふり向くと本当にそこに人がいる！

体内の電気は、外がわにも出ています。人は、この電気を体毛などで感じ取ります。これが人の気配です。

皮ふから脳などに情報をつたえるとき、からだの中には電気が生まれてます。

出る場所	種類	感覚系	重要度

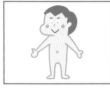

出るとき　人がそばにいる

★★★☆☆

おもな成分　からだの電気

キタナイ度

なぜ 感 じ られるの?

なんとなくうしろに人がいる気がしてふりかえると、本当に人がいてびっくりしたことはありませんか?　これが「人の気配」です。

人は、皮ふを通して「あつい」と感じた情報を脳につたえたり、脳から「手をどかしなさい」という命令をからだにつたえたりしています。このとき、からだの中には、ごくわずかな電気が生まれています。

この体内の電気は重なりあい、からだの外がわに出て、全身をつつみ込んでいます。他人が近づくと、人はこの電気をキャッチします。そのけっか、気配を感じ取るのです。

どこで 感じ取っているの?

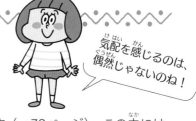

気配を感じるのは、偶然じゃないのね!

他人のからだの電気を、私たちは、どこでキャッチしているのでしょうか。

そのひとつが、からだの表面に無数に生えている体毛です。中でもうぶ毛の部分は、とても敏感で、わずかな電気の存在を感じ取ることができるのです。

もうひとつの場所が、耳の奥にある「蝸牛」という器官です(→79ページ)。この中には、毛の生えた有毛細胞があり、耳から入ってきた音をとらえて、電気信号に変えて、神経につたえています。他人の電気も、ここでとらえている可能性があるのです。

サメは電気を察知するセンサーが高度で、敵をとらえるのにやくだてているんだ

もっと教えて!

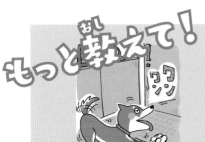

イヌの気配を感じ取る力は、人よりもかなり高い。相手が見えないだんかいで、吠えるのはそのためです。

動物にも気配を感じ取る力があるの?

イヌはかいぬしが帰ってくると、まだ見えないのにもかかわらず、ワンワンと吠えます。ネコも玄関をあけると、まち構えていて、くるくると転がって、出迎えてくれます。イヌやネコにかぎらず動物は、人よりも気配を感じ取る能力が高いのです。

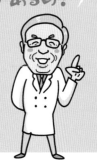

耳ツーンプレーン

飛行機が飛び立つときなど気圧の変化であらわれる！

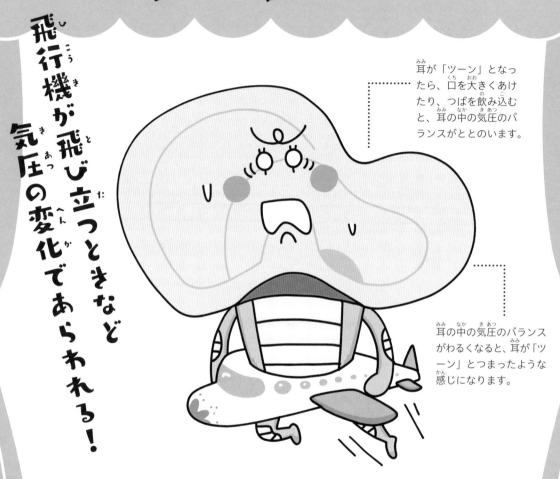

耳が「ツーン」となったら、口を大きくあけたり、つばを飲み込むと、耳の中の気圧のバランスがととのいます。

耳の中の気圧のバランスがわるくなると、耳が「ツーン」とつまったような感じになります。

出る場所

種類	感覚系
出るとき	気圧の変化
おもな成分	空気

重要度

キタナイ度

なぜ 出る の?

飛行機や高層ビルのエレベーターの中で、耳が「ツーン」とつまったようなじょうたいになることがあります。これは気圧の変化によって起こります。気圧とは、空気の重さのこと。高い場所は、気圧が低くなります。

人の耳の奥には「鼓膜」という、うすい膜があり、その奥には「中耳」という空間があります。この中耳と鼻の奥は「耳管」という管でつながっています。この耳管には、空気が少し入っていて、いつも鼓膜の外の気圧と中耳の気圧を一定に保っています。

しかし、急に気圧が変わると、耳管がとじられてしまい、耳の中の気圧のバランスが崩れます。すると鼓膜が、高いほうの気圧におされて片がわにふくれ、それがツーンとしたつまりとして感じられるのです。

●耳のしくみ

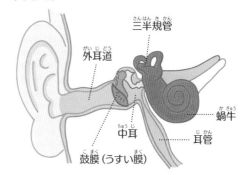

三半規管
外耳道
蝸牛
中耳
耳管
鼓膜（うすい膜）

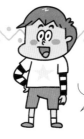

高い場所は、空気がうすくなり、気圧も低くなるんだね

どうしたら なおる の?

鼓膜の外の気圧と中耳の気圧のバランスは、からだが自然に調整しているため、たとえ耳が「ツーン」となっても、じきになおります。

しかし、飛行機の離陸時や着陸時など、急げきに気圧が変わるときは調整ができなくなり、耳管がとじたままになりがちです。

そんなときは、まずは口を大きくあけたり、つばを飲み込みましょう。耳管があいて、鼓膜の外と内がわの気圧がおなじになります。

それでもなおらない場合は、「耳ぬき」をおこないます。鼻をつまんで空気をすい込み、口をとじて、息を耳におくり込みます。数回くりかえすことで、耳が抜ける感じがします。

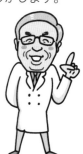

耳に「ツーン」は、新幹線のトンネルや高い場所でのドライブでも起こる可能性があるんだ

かき氷キーン

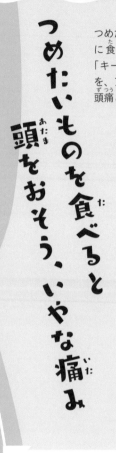

つめたいものを食べると頭をおそう、いやな痛み

つめたいものを一気に食べると、頭が「キーン」となるのを、アイスクリーム頭痛といいます。

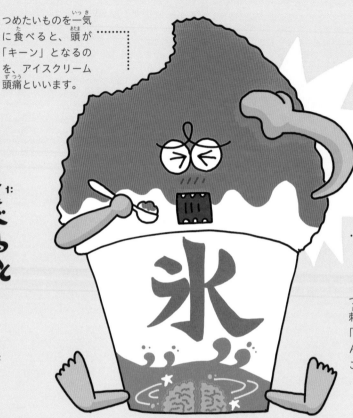

つめたさを「痛み」と、刺激のあった場所を「頭」だと、ともにかんちがいし、頭痛が起こる説があります。

出る場所	種類	感覚系	重要度
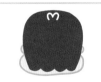	出るとき	つめたいものを食べる	
	おもな成分	神経のこん乱	キタナイ度

なぜ 出 るの?

　夏のあつい日、かき氷を一気に口に入れたら、頭が「キーン」と痛くなった経験はありませんか？　正式には、この「キーン」を「アイスクリーム頭痛」といいます。

　アイスクリーム頭痛が起こる理由は、はっきりとはわかっていません。ただし、研究は多くされており、いまはふたつの説が有力とされています。

　ひとつは「情報伝達のまちがい」です。かき氷を食べたときの「つめたい」という刺激は、三叉神経とよばれる神経を通じて脳につたわるのですが、急につめたいものを口にす

ると、その刺激の強さに神経がこん乱し、つめたさを「痛み」とかんちがいし、さらに刺激のあった場所を、口ではなく「頭」として脳につたえてしまい、頭痛が起こる説です。

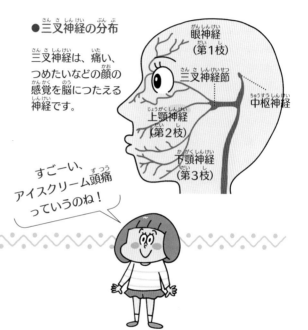

●三叉神経の分布

三叉神経は、痛い、つめたいなどの顔の感覚を脳につたえる神経です。

眼神経（第1枝）
三叉神経節
中枢神経
上顎神経（第2枝）
下顎神経（第3枝）

すごーい、アイスクリーム頭痛っていうのね！

もうひとつの 説 は?

　かき氷を食べると、のどや口が一気に冷えます。そこでからだは、頭の部分をあたためようと頭の血管に多くの血をおくります。すると血管が大きくふくらみ圧迫されて頭痛が起こるというのが、ふたつめの説です。

　アイスクリーム頭痛は、ここで紹介したふたつの説のどちらか、あるいは両方が同時に起こっているからだと考えられています。

　頭の「キーン」は、けっこうな痛みです。

では、どうしたら「キーン」とならずにすむのか。こたえはひとつ。「つめたいものはゆっくり食べる」です。そうすれば、最後までおいしく食べることができますよ！

あたたかい飲み物といっしょに食べるのも、キーンをふせぐ方法だ

ブルブル雪男（ゆきおとこ）

さむい日や熱が出たときにふるえるのは、筋肉のしわざ！

かぜをひいたときも、体温を上げるために、筋肉が「ブルブル」とうごくのです。

ブルブル

さむい日は、筋肉を「ブルブル」とうごかすことで熱をつくり、体温を維持しています。

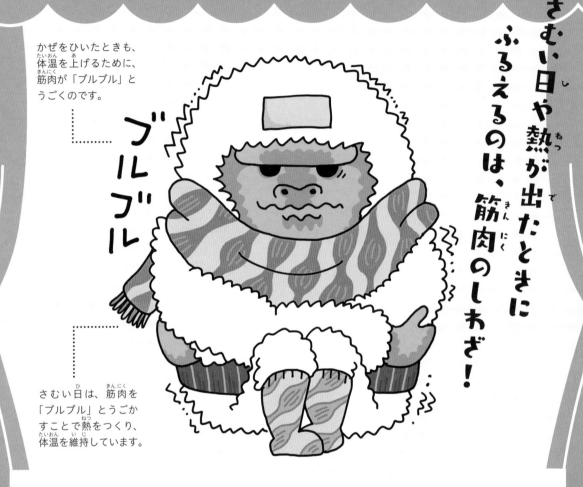

出る場所	種類	うごき系	重要度
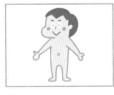	出るとき	さむいときなど	★★★☆
	おもな成分	筋肉	キタナイ度 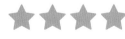

なぜ 出る の?

さむい冬の朝、玄関を出ると、さむさでからだが「ブルブル」とふるえることがあります。この「ブルブル」は、自分の気もちにかんけいなく、無意識に出ます。

運動をすると、からだがあたたまるのは、筋肉をうごかすことで、たくさんの熱が生ま

れているからです。「ブルブル」も、これといっしょ。人は、外の温度変化にかかわりなく、36〜37度と、ほぼ一定に体温を保っている動物（恒温動物といいます）です。筋肉を「ブルブル」とうごかすことで熱をつくり、体温を維持しているのです。

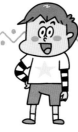

この「ブルブル」の正式名称は「シバリング」なんだって！

発熱 でふるえるのは、なぜ？

さむいときに、からだは「ブルブル」とふるえますが、熱が出ているときも、人はふるえます。

よく考えてみると、ふしぎですよね。さむくてもあつくても、ふるえるのですから。

かぜをひくと、熱を出して、かぜウイルス

のかつどうをにぶらせたり、ウイルスをやっつける免疫のはたらきをよくするために、私たちは熱を出します（→84ページ）。

かぜをひいたときの「ブルブル」も、体温を上げるための、ひとつの方法なのです。筋肉もがんばって、熱を上げてくれているのです。

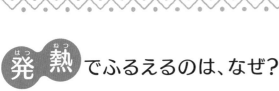

もっと教えて！

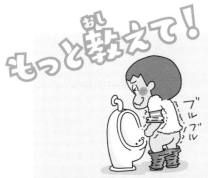

みんなは、おしっこをしたとき、
からだがブルブルっとふるえたことはありませんか？
なぜふるえるのか、ふしぎですよね。

おしっこのときのブルブルっは？

おしっこをした瞬間、からだがブルブルっとふるえることがあります。その理由として、急げきに体温が低下するからという説があるのですが、それはまちがいともいわれています。

では、正解は？　じつは、その理由はなぞのままなのです。

発熱ロボー

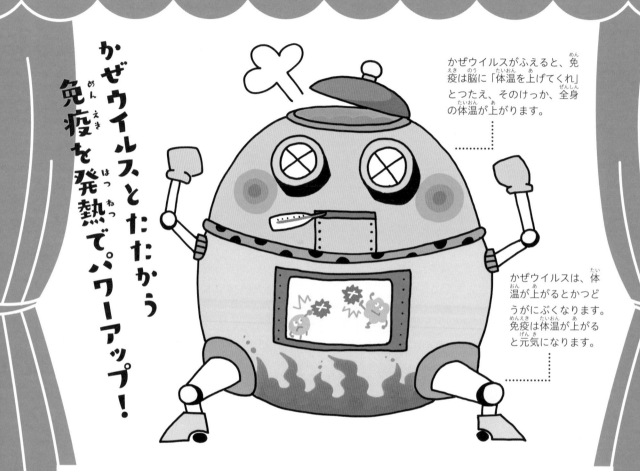

かぜウイルスがふえると、免疫は脳に「体温を上げてくれ」とつたえ、そのけっか、全身の体温が上がります。

かぜウイルスは、体温が上がるとかつどうがにぶくなります。免疫は体温が上がると元気になります。

かぜウイルスとたたかう　免疫を発熱でパワーアップ！

出る場所

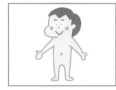

種類	熱系
出るとき	かぜ
おもな成分	免疫

重要度
★★★★★

キタナイ度
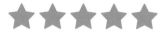

なぜ 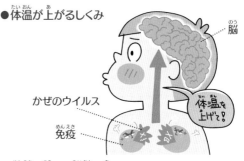るの?

かぜをひくと、鼻水が出たり、せきが出たりと、からだが悲鳴をあげますが、とくにつらいのは、熱が出ることではないでしょうか。

体内には、いろいろな病気をやっつけるための細胞（免疫といいます）が生きています。そのため、かぜのウイルスが体内に入ってくると、免疫がウイルスをやっつけます。

しかしながら、ときにはウイルスの勢力がまさる場合もあります。そうすると、ウイルスはからだの中でふえはじめます。

このウイルスの弱点は「体温が上がるとかつどうがにぶる」です。いっぽう、免疫は体温が上がると元気になります。そこでウイルスがふえると、免疫は脳に「体温を上げろ」とつたえるのです。そのけっか、全身の体温が上がるのです。

●体温が上がるしくみ

脳

かぜのウイルス

免疫

体温を上げて?

免疫が脳に「体温を上げて！」とつたえることで、体温が上がります。

熱が出るのは、いいことなの?

熱が出ることで、免疫の力がアップするのね！

発熱は「わるいこと」ではありません。かぜウイルスを弱らせるために、さらに、免疫を元気にするために、熱を出すのですから、それはわるいことではなく、からだをなおすためのよいはたらきなのです。

熱が出て、パワーアップした免疫がウイルスをやっつけると、脳から熱を下げる指示がからだにあたえられます。すると、汗をかいて体温を下げようとするのです。熱が出ると汗が出るのは、そのためなのです。

ただし、高熱があまりにつづくと、それは生命にかかわる問題にもなります。お医者さんに診てもらい、熱を下げる薬を飲むなどの対応がひつようになります。

高熱が出た場合は、ちゃんとお医者さんに診てもらうひつようがあるんだよ

ねむりのビクツンセス

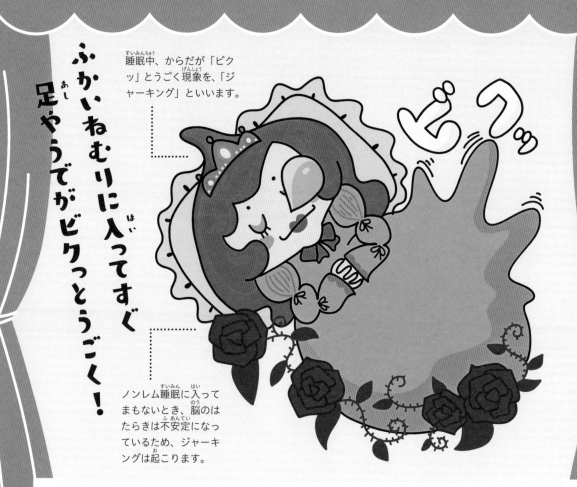

睡眠中、からだが「ビクッ」とうごく現象を、「ジャーキング」といいます。

ふかいねむりに入ってすぐ
足やうでがビクっとうごく！

ノンレム睡眠に入ってまもないとき、脳のはたらきは不安定になっているため、ジャーキングは起こります。

出る場所	種類	うごき系	重要度
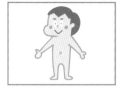	出るとき	睡眠中	★★☆☆☆
	おもな成分	筋肉	キタナイ度 ☆☆☆☆☆

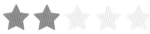

なぜ 出 るの?

ねむっているとき、からだが「ビクッ」とうごくときがあります。授業中、この経験をして、友だちにわらわれたことはありませんか? この現象には「ジャーキング」という名前があります。

人はねむっているとき、ねむりのあさいレム睡眠と、ねむりのふかいノンレム睡眠をくりかえしています。レム睡眠のときは、脳は起きているときとおなじくらい元気にかつどうしていますが、ノンレム睡眠にうつると、脳はお休みタイムに入ります。

このノンレム睡眠に入ってまもないとき、

脳のはたらきは不安定になっていて、まちがった指令をからだにあたえてしまうことがあります。そのけっか、脚やうでがビクッとうごいてしまうのです。

●ねむりのサイクル

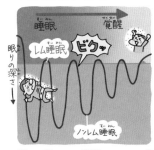

レム睡眠
ねむりがあさい。
脳はかつどうしている状態

ノンレム睡眠
ねむりがふかい。
脳は休んでいる状態

約90分でレム睡眠とノンレム睡眠をくりかえします。

ほかの 現象はあるの?

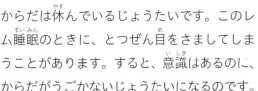
ふかいねむりのときに、からだが「ビクッ」となるのか!

睡眠中は「ビクッ」だけではなく、ねごとやいびきなど、いろいろふしぎなことが起こっています。「金しばり」も、そのひとつ。夜、ぱちりと目がさめたとき、からだをうごかそうにも、まったくうごかない現象です。

金しばりは、「ゆうれいのしわざ」といわれることもあるのですが、そんなことはありません。「レム睡眠」のしわざなのです。

レム睡眠のときは、脳はかつどうしていて、

からだは休んでいるじょうたいです。このレム睡眠のときに、とつぜん目をさましてしまうことがあります。すると、意識はあるのに、からだがうごかないじょうたいになるのです。

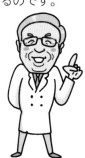
金しばりは、医学的には「睡眠まひ」とよばれるんだ。思春期に多く起こるといわれているよ

貧乏ゆすりウッド

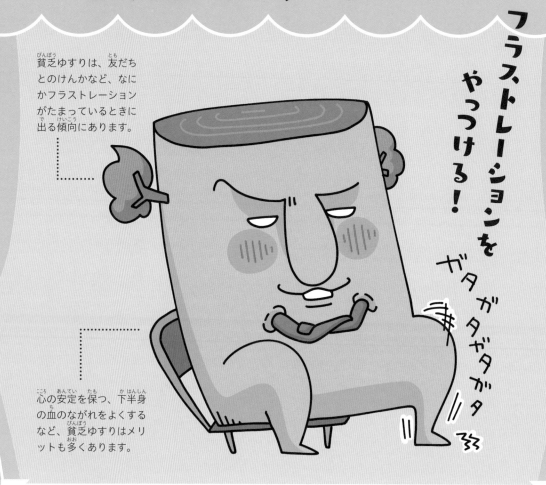

貧乏ゆすりは、友だちとのけんかなど、なにかフラストレーションがたまっているときに出る傾向にあります。

フラストレーションをやっつける！

ガタガタガタガタ

心の安定を保つ、下半身の血のながれをよくするなど、貧乏ゆすりはメリットも多くあります。

出る場所				
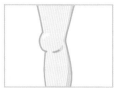	種類	うごき系	重要度	★★★★
	出るとき	いつも		
	おもな成分	筋肉	キタナイ度	★★★★

なぜ 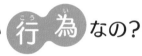 の?

　ガタガタガタガタ、ガタガタガタガタ。イスにすわっているときなどに、ひざをゆらしつづける人がいます。まわりの人にとっては、ガタガタの振動はうるさく、めいわくです。これが「貧乏ゆすり」です。みんなも、貧乏ゆすりをして「ぎょうぎがわるいでしょ！」

と怒られたことがあるのではないでしょうか。
　貧乏ゆすりは、なにかしらのフラストレーションがたまっているときに出る傾向にあります。テストの点がわるかったり、友だちとけんかしたときなどに出やすいのです。

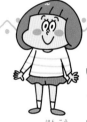

貧乏ゆすりをすると、なんか心が落ちつく気もするわ

やってはいけない 行為 なの?

　ぎょうぎのわるい行為と決めつけられている貧乏ゆすりですが、じつは、効果もあります。一定のリズムでからだをゆらすことで、心の安定にかかわる脳の物質（セロトニン）の分泌の低下をとめるやくわりがあるといわれているのです。
　また、会社につとめる大人にとっては、貧

乏ゆすりは、健康を維持のためにも大切です。すわりつづけていることで、下半身の血のながれはわるくなっています。貧乏ゆすりをして、足の筋肉をうごかしているのです。貧乏ゆすりは、わるいことではないのです。

人にめいわくをかけないのであれば、貧乏ゆすりはしてもいいんだ

もっと教えて！

貧乏ゆすりは、おなじ行動をくりかえす「固着反応」とよばれる行為のひとつです。

おなじような行為はあるの?

　貧乏ゆすりのように、一定のリズムで、なにかの行動をくりかえすことを「固着反応」といいます。授業中のペンまわし、つめをかむ、かみの毛を指でまわすといった行為も、固着反応です。人は、無意識な行為を通して、ストレスをへらそうとしているのです。

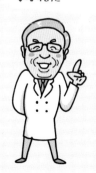

オーラジャクソン

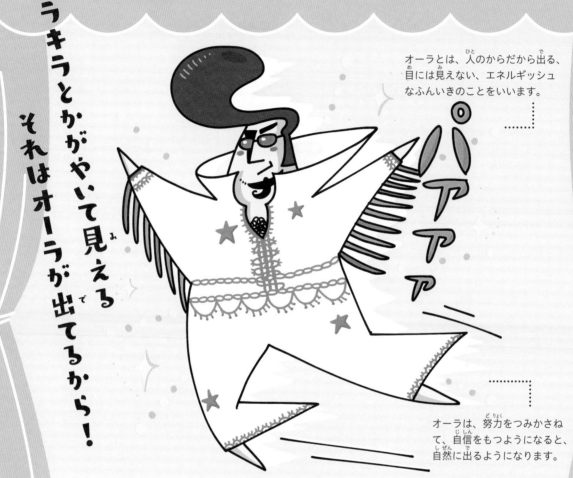

キラキラとかがやいて見える それはオーラが出てるから!

オーラとは、人のからだから出る、目には見えない、エネルギッシュなふんいきのことをいいます。

パァァァ

オーラは、努力をつみかさねて、自信をもつようになると、自然に出るようになります。

出る場所	種類	感覚系	重要度
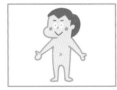	出るとき	自信があるとき	★★★☆☆
	おもな成分	不明	キタナイ度 ☆☆☆☆☆

なぜ 出 るの？

大好きな芸能人を、街の中で見たことはありますか？　見た人は、どんな印象をもちましたか？「ひときわ存在感があった！」とこたえる人もいるはずです。こうしたじょうたいを「オーラが出ている」というときがあります。

オーラとは、とくていの人のからだから出る、目には見えない、エネルギッシュなふんいきのことをいいます。その人物のまわりだけが、キラキラとかがやいているような印象をあたえます。

オーラが出ているのは、芸能人やスポーツ選手などの有名人だけではありません。みんなのまわりにも、なんだかみりょく的で、ついつい目でおってしまう。そこにいるだけですごく存在感のある人はいませんか。その人も、オーラが出ているのかもしれません。

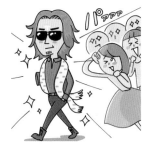

この本の読者のみんなの中でも、将来、オーラが出ている人気アイドルになる人もいるかもしれませんね。

どうしたら 出 るの？

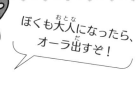

ぼくも大人になったら、オーラ出すぞ！

人気のある芸能人を見ると、なぜオーラが出ていると感じるのでしょうか。そのいちばんのよういんは「自信」です。その人は、さいしょからキラキラかがやいていたわけではありません。しかし、努力をつみかさねたことで、自分に自信をもつようになります。そうすると、ふしぎなもので、オーラが出ているように感じられるのです。

みんなもオーラが出る人になることができます。大切なことは、いっしょうけんめいに生きていくこと。そうすることで自信がめばえていきます。そうすれば、みんなもオーラのあるみりょく的な人になれるのです。

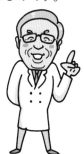

みんなにつたえたいのは、いろいろなことに挑戦し、せいいっぱい生きるということなんだ

91

好きなキャラクターをさがそう！

からだから出る「カタチのない」ものの中で、みんなはどのキャラクターがいちばん好きかな？
100点満点で、親や友だちと点数をつけていきましょう！

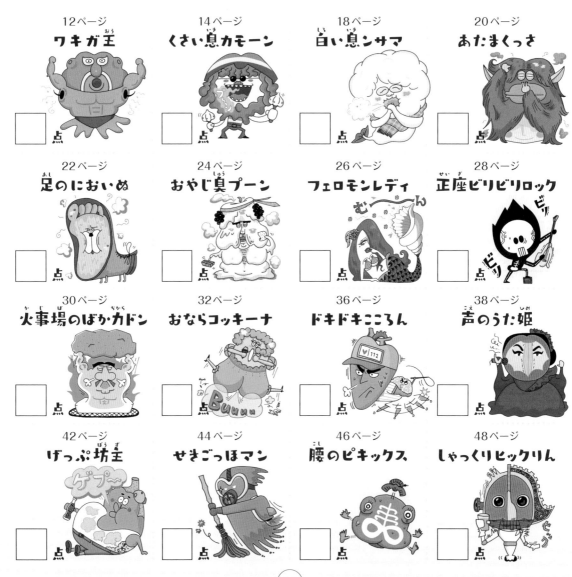

12ページ **ワキガ王** ☐ 点

14ページ **くさい息カモーン** ☐ 点

18ページ **白い息ンサマ** ☐ 点

20ページ **あたまくっさ** ☐ 点

22ページ **足のにおいぬ** ☐ 点

24ページ **おやじ臭プーン** ☐ 点

26ページ **フェロモンレディ** ☐ 点

28ページ **正座ビリビリロック** ☐ 点

30ページ **火事場のばか力カドン** ☐ 点

32ページ **おならコッキーナ** ☐ 点

36ページ **ドキドキこころん** ☐ 点

38ページ **声のうた姫** ☐ 点

42ページ **げっぷ坊主** ☐ 点

44ページ **せきごっほマン** ☐ 点

46ページ **腰のピキックス** ☐ 点

48ページ **しゃっくりヒックリん** ☐ 点

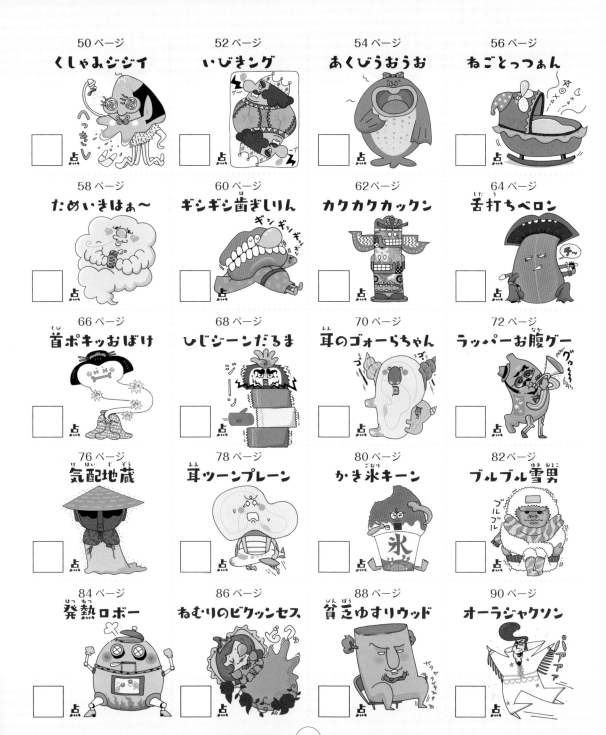

50 ページ	52 ページ	54 ページ	56 ページ
くしゃみジジイ	いびキング	あくびうおうお	ねごとっつぁん
点	点	点	点

58 ページ	60 ページ	62ページ	64 ページ
ためいきはぁ～	ギシギシ歯ぎしりん	カクカクカックン	舌打ちベロン
点	点	点	点

66 ページ	68 ページ	70 ページ	72 ページ
首ポキッおばけ	ひじジーンだるま	耳のゴォーらちゃん	ラッパーお腹グー
点	点	点	点

76 ページ	78 ページ	80 ページ	82ページ
気配地蔵	耳ツーンプレーン	かき氷キーン	ブルブル雪男
点	点	点	点

84 ページ	86 ページ	88 ページ	90 ページ
発熱ロボー	ねむりのビクッンセス	貧乏ゆすりウッド	オーラジャクソン
点	点	点	点

監修者より、みなさんへ

『カラダから出る「カタチのない」もの"キャラクター図鑑"』は、たのしみながら読めたでしょうか？

「からだから出るもの」を、ユニークなキャラクターで表現したのは、みなさんに、おやじ臭やおなら、せきなどに、あいちゃくをもってもらいたかったからです。

　コンビニやスーパーでは、からだのにおいをけすスプレーなど、からだから出る「カタチのない」ものの存在をけそうとするものであふれかえっています。とくに最近は、おやじ臭をけすスプレーが大人気です。オジサンがまわりにきらわれたくないと、わきの下などに、ふきかけています。

　でも、この本で紹介したように、おやじ臭（加齢臭）は、中高年になれば、だれもが出てくるにおいなのです。むかしは「落ちつくにおい」と感じる人も多くいました。もっといえば、女性も中高年になれば、加齢臭は出てきます。

おやじ臭は、人間が成長していることを示す大切なにおいだと、私は思います。おならもげっぷも、せきもくしゃみも、お腹がグーとなるのも、人間だからです。もし出なくなったら、健康をそこなってしまうこともあるのです。

　もちろん、しっかり歯みがきをして、くさい息が出ないようにすることは大切です。でも、からだから出るものを、すべてワルモノあつかいしないでください。出るものは、もとは自分のからだの一部であったものです。いわば、みんなの"分身"です。

　この本をきっかけに、「からだから出るもの」に対して、あいちゃくをもって接してくれたら、私はとてもうれしいです。

東京医科歯科大学名誉教授　藤田紘一郎

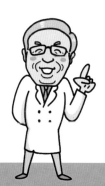

95

藤田紘一郎（ふじた・こういちろう）

1939 年、旧満州生まれ。東京医科歯科大学医学部卒業。東京大学医学系大学院修了。医学博士。金沢医科大学教授、長崎大学医学部教授、東京医科歯科大学教授を経て、東京医科歯科大学名誉教授。専門は寄生虫学、熱帯医学、感染免疫学。1983 年、寄生虫体内のアレルゲン発見で小泉賞を受賞。2000 年、ヒト ATL ウィルス伝染経路などの研究で日本文化振興会・社会文化功労賞、国際文化栄誉賞受賞。主な近著に『脳はバカ、腸はかしこい』（三五館）、『毛細血管は「腸活」で強くなる　アンチエイジングの切り札！』『腸をダメにする習慣、鍛える習慣』（以上ワニ・プラス）など。

とげとげ。

元ナースのイラストレーター＆漫画家。アメーバ公式トップブロガーで、育児 4 コマ漫画ブログ「ママまっしぐら！」を運営中。そのほか雑誌や WEB 媒体で育児、看護師漫画やルポ漫画を掲載中。

おなら、くしゃみ、げっぷ、いびき……。あいつらは偉大な存在！
カラダから出る「カタチのない」もの "キャラクター図鑑"

2020 年 2 月 17 日　発　行　　　　　　　　　　　　　　　　　　NDC490

監　修　藤田紘一郎
イラスト　とげとげ。
発行者　小川雄一
発行所　株式会社 誠文堂新光社
　　　　〒113-0033 東京都文京区本郷 3-3-11
　　　　［編集］電話 03-5800-5753
　　　　［販売］電話 03-5800-5780
　　　　https://www.seibundo-shinkosha.net/
印刷所　株式会社 大熊整美堂
製本所　和光堂 株式会社